YOGA NIDRA

ヨガニドラ

深いリラックスと
真の自分へ導く
きらめきの休息

著 トレーシー・スタンリー

訳 中澤甘菜

サウザンブックス社

眠りについて学び

自分の力に目覚める

いまこそがそのとき

［目次］

はじめに

ヨガニドラ——テクニックを超えて

ヨガニドラはさまざまな名で呼ばれてきました。サンスクリット語の「ニドラ」は「眠り」と訳すことができ、そのため「ヨガニドラ」は「眠りのヨガ」として広く知られるようになりました。「意識的な眠り」や「ヨギーの眠り」とも称され、「超越的」で「宇宙的」で、「大いなるもの」とも言われますが、どれも間違いではありません。ただどれほどヨガニドラの本質を捉えようとしても、この不思議さを説明できる言葉はみつかりません。ヨガニドラの体験中に、星々にかこまれて浮きあがるような感覚、あるいは時空間トンネルから異なる次元を覗きこむような感覚を覚えたことがある人は、このことに同意できるのではないでしょうか。

ヨガニドラは伝統的に**シャヴァーサナ**（亡骸のポーズ）というあお向けのヨガのポーズでおこなわれてきました。一見寝ているようですが、ヨガニドラをおこなうという意図を持ってそのポーズを取っているとき、見た目よりずっと多くのことが起こっています。

ヨガニドラと眠りとが関連づけられるようになったことには良い面も悪い面もあります。良い面としては、その時間が望ましい時間だと捉えられるようになったことです。誰もが横になって眠ることを必要としています。ある研究によると60年前に比べて、私たちの睡眠時間は、毎日1時間から2時間も少なくなっています。低所得の母子家庭、資本主義社会から取り残された家庭では睡眠不足に陥る可能性がさらに高くなります。睡眠不足だと疲れやすくなるだけではありません。免疫機能が低下し、健康全般に影響が及ぶことが複数の研究で示されています。ヨガニドラは規則正しい睡眠につながるという認識から、睡眠不足気味の現代において、そしてバイオハッキングで健康を改善しようという流れのなかで人気を集めつつあります。

ですが、もしヨガニドラが昼寝のような簡易的なものになったらどうでしょう。それではひたむきな練習から得られる霧が晴れるような、そして力がみなぎるような感覚は生みだされないでしょう。私たちは科学の力で睡眠について解明しつつあります。例えば睡眠中に脳で発生するデルタ波が長期的な記憶の生成に役立つということなどです。[1] けれども全容の解明にはまだほど遠いのが現状です。古代の聖賢**リシ**や**リシカ**たちは、ヨガニドラの威力についてどれほど理解していたのでしょう。

「もっと休むべきだ」、「やることを減らすべきだ」、「全力投球や完全燃焼をよしとする風土から距離を取るべきだ」という声は増えつつあります。「休息」はいきいきとした生活に不可欠です。私たちはすでにメッセージを受けとっているはずです。休む時間を積極的につくり、自分のスペースを十分に持ち、いままで休息できなかった人たちが安心して休める居場所をつくり、それを守る必要があると。ヨガニドラを練習していくことで、深い休息がもたらす効果を感じられるようになるだけでなく、煌《きら》めきと喜びに満ちた本質を自分のなかに見つけられるようになります。そしてその変化は一瞬のものではなく、生活のあらゆる面に少しずつ作用していきます。深い休息はヨガニドラで得られる利点のほんのひとつです。

ニドラという言葉には、「眠り」以外の意味もあります。「ニ」には「虚空《こくう》」という意味、「ドラ」には「引きだす、解きあかす」という意味があります。[2] ただ「虚空」は解釈が難しい言葉で、「無」でも「満」でもあると言われています。多くの哲学者や詩人がこれを説明しようと試みてきましたが、いまだに捉えにくい言葉です。「虚空」へ近づくためには、未知へゆだねることが必要となります。英語で執筆活動をしていたインドの詩人、哲学者、そしてヨガ実践者のオーロビンド・ゴーシュは、*The Life Devine*［聖なる命］という彼の作品のなかで「虚空」についてこう述べています。

> 沈黙、つまり広く巨大で無限な「虚空」へ足を踏みいれることは、体の内側でおこる精神的な体験である。その沈黙は魂の沈黙であり、それは大いなる存在の智慧と力と喜びの状態であり、その「虚空」は、

> 本来の姿という盃《さかずき》を空にすること、盃を濁った内容物から解放することであり、そうすればその盃を聖酒で満たせる。
> それは非存在ではなく大いなる存在へとつづく道である。[3]

ヨガニドラという学びの道のりを定義づけることはできません。その道のりは個人によって異なり、所有することも、商品化することも、商標をつけることもできません。体験することでしか理解できないのです。実践を通して学び、自身を深く知り、自分が本来持つ力と煌めきを見つける。理解できたと思いはじめた頃にあらたな疑問が現れるでしょう。それは、広がりつづける意識の性質を表しています。

ヨガニドラはひとつのテクニックであり、意識の一状態であり、女神のような状態であると理解できます。広がりがあり、包みこみ、育むような、誰にとっても効果の高い練習です。しかし、どれだけ努力しようとも、それを正確に書きあらわすことはできません。ひとつ解っていることは、私たち誰もがこの時間を体験する権利を持っているのだということ。そして人生を健康で豊かにし、精神的な飛躍を生みだすこのヨガニドラを広めることが私の使命であるということ。その想いのもと私はヨガニドラの知識と経験を微力ながらも皆さんと共有したいと願っています。

気づき

「おこなったり、教えたりするテクニックにすぎない」というヨガニドラの概念から一度離れ、その概念を再構築していきましょう。まず、ヨガニドラは「言葉で言い表せないほどやすらか」な意識の一状態であることについて考えてみましょう。ヨガニドラ講師と名乗る私は、ヨガニドラと呼ばれる意識状態へ導く方法を紹介しているにすぎません。その状態へ達するためには準備と明瞭さ、そして謙虚さが必要です。

ヨガニドラの状態は、強制したり要求したりして得られるものではありません。ですが準備（テクニックの部分）をするなかで、包みこまれ支えられる感覚を広げることによって、深く休息し、完全に身をゆだねることを習得できるのがヨガニドラのすばらしいところです。いつも同じような行動パターンにはまってしまう自分をうかがい知れるかもしれません。また、いままでより穏やかで直感的になるでしょう。明瞭さと想像力を高め、そして自分についての理解を深められるでしょう。さらには深い休息という当然の権利を主張する強さを手に入れられるでしょう。富や名声への欲望といった、見せかけで長続きしないものに目をつぶれるようになり、永続的で煌めく自分の内面に気づくことができるでしょう。それは常に注意力を持ち、常に正解を知っていて、眠らない部分です。

「ヨギーニの眠り」を練習することにより、世界の大半の人々が気づいていない、普遍的な神秘と智慧に気づけるようになります。万人に公平なうつくしい世界を創るための変革に参加したいと考えるのであれば、この気づきはいままで以上に不可欠です。

『バガバッド・ギータ』の第2章69節にこうあります。

YĀ NIŚHĀ SARVA-BHŪTĀNĀṀ TASYĀṀ JĀGARTI SANYAMĪ
YASYĀṀ JĀGRATI BHŪTĀNI SĀ NIŚHĀ PAŚHYATO MUNEḤ
多くが昼と思うものは、賢人にとって無知の闇であり
多くが闇と思うものは、内省する聖人にとって昼である

ヨガニドラがかかげる約束

リトリートやワークショップでクラスをおこなうとき、はじめの集まりで、参加した理由について参加者に話してもらいます。この本を書くための調査をするなかでも、私は深い休息とヨガニドラの練習法を600人以上とシェアし、その人々ともはじめの集まりのような会を開きました。多くの人が休息を強く必要としていたと答えた一方、明瞭さや内側の智慧とのつながり、または人生の意味を知りたかったと答えた人も多くいました。ヨガニドラはこういった目的すべての助けとなります。そ

れだけでなく精神的解放への大切なステップです。

モデルたちがヨガをし最新グッズを宣伝する姿をソーシャルメディアで浴びつづけていると、ヨガの真の目的が精神的な鍛錬であることを私たちは忘れがちです。ここで一度思いだしていきましょう。ヨガは心の解放、自己の超越、そして悟りへと導く練習であり、ヨガニドラの練習はそういったヨガのシステム全体を網羅するものです。自由への道であり、自由そのものです。それを忘れずに練習することで、練習が軌道修正され、深い意味で生活が変わっていきます。テクニックを用いるときも、それが機械的でなくなるでしょう。

日常に目をつぶろうとしているのでも、真っ暗で深い睡眠を得ようとしているのでもありません。ヨガニドラを練習する目的は、煌めきの休息を得て、本当の自分とその内側の智慧へ気づくという高みにあります。ヨガニドラは、「何もしない」究極の練習法であるため、ある時点において、私たちは自らの目的さえも一度手放さなければなりません。ヨガニドラを教える身であれば、生徒への指示はすべて睡眠状態にありながらも本質に気づかせることを意図した、愛にあふれたあたたかな言葉にします。ヨガの昼寝なんかではなく、広がりがあり智慧につながることをおこなっていると自覚できれば、練習の大切さが増してきます。ヨガニドラは私たちが持つ本当の力へとつづく秘密の扉です。練習が終わり起きあがると、変化が起きているでしょう。自らの本質やサマーディ（三昧、ヨガが目指す最終地点）の平穏さを少しだけ味わえたかもしれません。普段の生活に戻ったあとも、その甘美な感覚が体をめぐり、また何度もヨガニドラの練習に戻ってきたいと思う。それがヨガニドラがかかげる約束です。

本書の構成

本書の第1部では、ヨガニドラの起源について簡単に紹介します。練習を始める前にヨガニドラとは何か、その起源、そしてその効果について知っておくことが大切です。それは練習の準備でもあり、ヨガの伝統の尊さを称えることでもあります。第1章ではヨガニドラの歴史について簡単に紹介し、第2章では実践を裏づける科学的根拠について紹介していきます。

第2部のテーマは「練習への準備」です。まず第3章では私のヨガニドラへのアプローチを紹介します。リラックスすることへの障害となりうる物事について考え、深い休息と精神的な気づきを邪魔する要因、そしてそれをどう回避するかについて考えます。

長い練習時間をとれない日もあります。ですが、内側に意識を向ける時間を少しだけとることはいつでもできます。第4章「主夫/主婦のための練習フロー」は、家であれ外であれ、子どもや老年者のケアに追われ忙しい人たち、そして立場上、毎日同じ時間帯や同じ長さの練習を、同じ場所でできない人たち向けに書かれています

この章では、昼でも夜でも練習という糸、そして気づきという糸を編みこんでいく方法についてのヒントを紹介します。「練習」を再定義し、我慢ではなく熱意を持って、神聖なひとときを日々の生活にもたらす方法です。

ヨガニドラの練習に高価でかっこいい道具はいりません。どんな練習をいつ、どこですればよいのか注意深く気にかけることが「支えられている」という感覚につながり、それがとても大切な準備となります。そのため第5章では、ヨガニドラ用の場所づくり（巣づくり）についてのアイデアや、育まれるように感じる練習環境をつくりあげるヒントをお伝えします。

最後に第3部では、自分で試せる練習方法やそのバリエーションを紹介します。「深い休息の練習」に併せて、「事前練習」、「自己への問いかけ」、そして「自然のなかでの強化練習」をおこなうことで本書を最大限に活用できます。そしてただのテクニックにとどまらないヨガニドラの世界を探求できるでしょう。本書の目的は、読者に深い休息を体験してもらい、さらなる練習を試し学ぶよう促し、すべてをゆだねてヨガニドラの恵みを手にする準備を整えてもらうことです。

実践部の各章に書かれている重要な項目をいくつか紹介します。

事前練習。深い休息の練習の前におこなう事前練習法をいくつか紹介しています。**ビジャ**マントラ（種子真言）、マントラ、**サンカルパ**（決意）、アーサナ（身体的なポーズ）、そしてプラーナヤーマ（呼吸法）などです。これらの事前練習はヨガニドラの練習の助けとなります。ぜひ試してみてください。はじめて聞く事前練習法があれば、付録にある練習ガイドを参照してください。

就寝前、起床前の儀式。眠りにつく直前の状態を覚えていますか。授業中に思わず居眠りしそうになったことがあればわかるかもしれません。その瞬間が魔法のような瞬間だと言ったら信じてもらえるでしょうか。その移行の時間は短い「虚空」の瞬間です。ヨガニドラが導く「虚空」の時間です。一日のなかで起こるいくつもの移行の瞬間のなかで、覚醒している状態と眠っている状態とのはざまは最も重要な瞬間です。私自身、「眠り」ながら練習するという意図を持つことで、自分の夢の世界であらたな体験ができるようになり、目標を持ちながら一日を始め、終えられるようになりました。

覚醒と睡眠のあいだの移行の瞬間は、気づきへの大切な扉であり、入眠時（眠る直前）と出眠時（起きる直前）の瞬間を利用するものです。就寝時と起床時におこなう短めの儀式を実践部の各章に掲載しています。

自然のなかでの強化練習。ヨガニドラの練習ではよく太陽や月、星、天空の光、そして宇宙を想像するよう言われます。ですが、ヨガニドラがおこなわれるのはヨガスタジオや家のような屋内がほとんどです。かつてヨガの探究者たちは自然のなかで練習をしてきました。ダッタトレーヤをはじめとする聖人たちは、自然に24の現象があると考え、それを師と称えてきました。ヨガの練習法や意識の状態がはじめて認識された場所——「自然」につながり、自然との本来の関係を思いだし、構築しなおしていきましょう。

自然のなかでの練習では、私たちを支えている地球、そして月から降りそそぐ雫を感じることができます。また運がよければ、天の川で煌く星々が見られるかもしれません。私は先住民トングヴァ族の地に広がるサンタ・モニカ山地に住んでおり、そこは山々が海に出会う場所です。そして毎年、エッセレン族の地、ビッグサーで教えています。このような場所は、私に自然とのつながりを回復させるよう働きかけてきました。そして自然とのつながりを再び持つことが、ヨガニドラの練習を強化し、人生を思いがけない方法で変えてくれることに気づくのに時間はかかりませんでした。私は、自分をリワイルディングさせ（自分の野生的な部分を目覚めさせ）、自然により自らを癒やし、眠っていた智慧を呼びおこし、練習を発展させてきました。

うつくしい星々に彩られた夜空の下では、星々を頭のなかで想像する必要はなく、「小さく青い星のような光」も体にその瞬間にあてることができました。そして自宅での練習に戻ったあとも、体が感覚を覚えており、とても親しみのある感覚が湧いてきました。それは自分の居場所にいるかのような感覚でした。私の練習は、五大元素や自然界の波動と光に照らされてきました。自然を師とした継続的な練習をするなかで、練習を自分のものとして体現していきました。私がここで言う「体現」とは、練習の教えを自分の細胞レベルまで落としこめているということ。つまり、それが自分の一部となるような練習との深い関係を持つことです。教える立場の人たちにとっては、体現することは生徒へ教えを「伝える」ために必須の要素だと言えます。

自然のなかでの練習が普段の練習をどう変え、未知という恐怖を乗りこえることに役立ったか、私の生徒たちも興味深いことを語っています。満月や星空の下で横になって体験したことは、都市での生活に戻ってからも多くの生徒のなかで生きつづけ、その記憶は彼らの練習に何年も影響しつづけました。自然のなかでの強化練習をお薦めするのは、自然を師として称え、自らにある五大元素の特性を思いだし、地球の智慧とつながるためです。

音声ガイド。深い休息の各練習法は、音声ガイドとして聴くことができます（英語のみ）。www.Shambhala.com/RadiantRestPractices からアクセスしてください。まず練習の音声ガイドを聞いて、私の声による誘導を受けてみてください。それからこの本の練習方法を読むことをお薦めします。練習に慣れてきたら、自分自身を誘導できるようになります。「まとめ」には自分で誘導する方法についてのアイデアを掲載しています。

「自己への問いかけ」は本書のあらゆるところに登場します。自己への問いかけや自己探求の練習はヨガの道を進むうえでの大切な練習であり、あらたな判断力や認識力へと導きます。私自身の人生や提供する指導のなかでも重要なツールとなっています。「自己への問いかけ」に対して、ただ頭のなかで考えるだけではなく、日記帳やノートを準備して自由に書きだすことをお薦めします。書く内容や文法の正確さにはこだわらず、思いつくままにペンを走らせます。そこに浮かびあがってきたことに驚くこともあるかもしれません。「自己への問いかけ」の練習に対して、自分のなかで抵抗を感じる場合、その抵抗から何が学べるか考えてみましょう。質問への自分の反応が、そのとき気づくべき深い真実へとつながっているかもしれません。

巻末の付録には、本書で紹介するアーサナやプラーナヤーマなどの練習法の一覧、そしてヨガニドラの流派についての簡潔な説明を掲載しています。

用語集や参考文献、推奨文献も掲載しているので、ヨガニドラについて深め、学びつづけ、ヨガニドラオタクになるために活用してください。

本書の使い方

本書にはいくつかの使い方があります。使い方はひとつに絞る必要はなく、途中で変えても構いません。疲れていて休息が必要なこともあるでしょう。想像力が必要な作業をしていて、ひらめきを必要としていることもあるかもしれません。クラスやワークショップで教えるテクニックを磨いているのかもしれないし、練習を深める時間がたっぷりある自分だけのリトリートにきているのかもしれない。あるいは自分自身の一番深いところにつながりたいと思っているのかもしれない。練習する目的がなんであれ、まずはじめの何章かを読んでヨガニドラの歴史について理解し、それから取り組み方を考えることをお薦めします。その後、自分に必要な章や、練習の目的に合う章を読んでください。いまこの瞬間に自分の人生に必要な箇所をぜひ読んでください。

深い休息を体験したい場合。第3部の実践部で、自分が一番必要としている箇所に進んでください。「自己への問いかけ」に答える時間も確保して、練習の音声ガイドを聞きます。練習を終えるときもゆっくり時間をとり、焦ることなく、いつもの生活リズムに戻るようにします。深い休息を体験したあとに最初のふたつの章を読むことで練習中に何が起こっていたのか理解できるでしょう。

休息をしたい、特別な時間を持ちたいが使える時間が限られている場合。第4章の主夫/主婦のための練習フローを読んでみてください。この章では、長い練習をする時間がとれない場合でも日常のなかで神聖な時間をつくりだす方法について紹介しています。

教える立場の場合。この本を体系的に読んでください。各練習を少なくとも40日間実践してください。「自然のなかでの強化練習」で体験を深め、自身の体のなかにある五大元素の特性を感じてください。教えたい練習法をひとつ選び、それを40日間継続して練習します。グループに教える前に、少数人の生徒や他の講師にその教え方を共有し、フィードバックを得ましょう。指示や助言を得られる師を見つけましょう。

探究者である場合。これからの1年間、この本をガイドとして使い、自然を味方につけ、練習を深めましょう。練習する時間を毎日つくりましょう。そして書き記します。練習を深めたいと思っている友達を見つけ、感想や気づきを比べあいましょう。推奨文献を読み、興味がそそられる参考文献について調べ、脇道にそれることも恐れず楽しみましょう。これは生涯つづく練習です。

直感を信じて練習をつづけましょう。決まったルールはありません。ただ練習し、好奇心を大切にし、メモを残しましょう！　どんな方法で取り組んでも、自身を解きあかし、休息させ、元気づける練習、そしてときに難しい練習になるでしょう。ヨガニドラは現代世界への癒やしの薬です。これは2004年にはじめて自分のヨガニドラ練習を録音したときから言いつづけていることですが、ヨガニドラは、いままで見えていなかったことを解きあかし、無条件の愛と支えを届ける練習です。脚を首にかけられるかどうかは問題ではありません。すべてを信じているか、何も信じていないかも問題ではありません。ヨガが好きじゃなくても結構です。ヨガニドラの利点と恵みは誰でも受けとることができます。横たわっておこなうので、老若男女、障害や病気を持っていてもおこなえます。

なぜあなたは本書に惹かれたのでしょうか。この不思議さに惹かれたのか、もしかすると睡眠状態にありながら起きている感覚の効果やすばらしさについて聞いたのかもしれません。癒やしの薬を自分自身に塗り、その癒やしの効果や気づきを抵抗せずに受けいれることができれば、私たちの存在自体がこの世界の癒やしとなります。地球上の誰もが自分をいたわり、慈しみ、自己実現する権利を持っています。私たち一人ひとりが、たったひとりでも大切な人にヨガニドラの練習の良さを共有できれば、このような権利への主張を波のように広げられます。

本書を手に取ってくださったこと、そしてあなたの好奇心と勇気に感謝します。ここに書かれている練習法の数々があなたに刺激や気づきを与え、あなたを元気づけていきますように。あなた自身が本来持つうつくしさ、煌めき、そしてすばらしさを気づかせてくれますように。あなたが真実と自由へとつづく自分のなかにある扉へとつながれますように。自由ではつらつとし、煌めきを持つことが生来の権利であると理解できますように。

自己への問いかけ

1. あなたにとって、ヨガニドラや深いリラックス、そして休息はどういう存在ですか。
2. 本書と音声ガイドを使った練習から何を得たいですか。頭に思い浮かんだことを3つ書いてください。

第1部
ヨガニドラの深さ

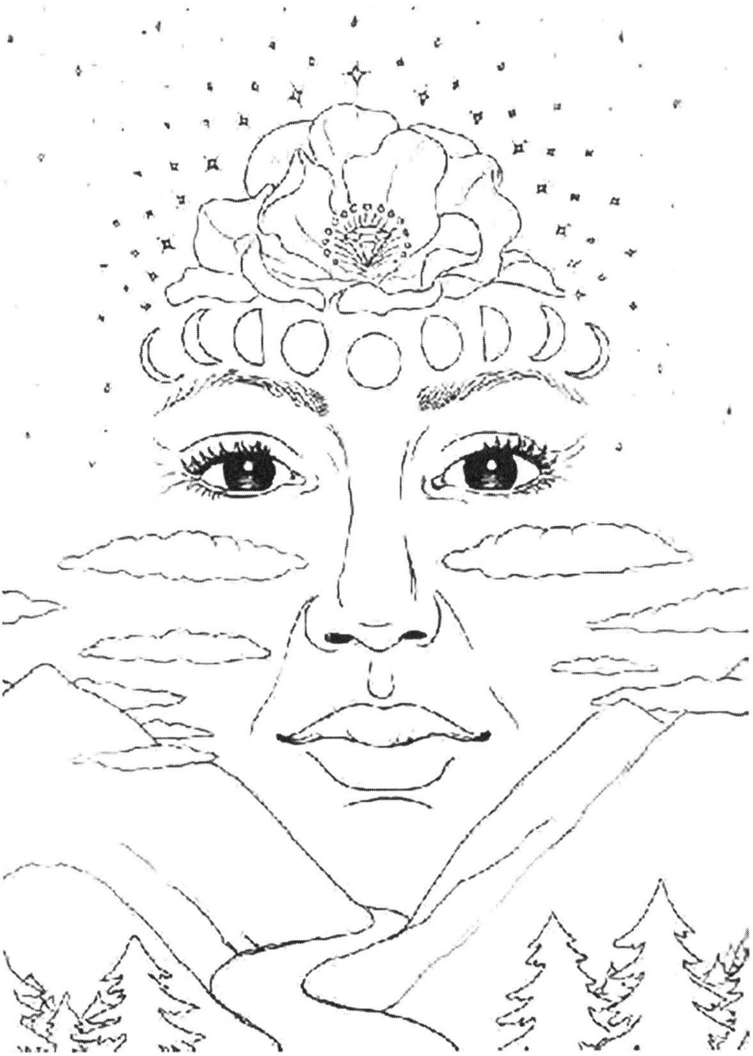

·1·

ヨガニドラの秘密

女神

それは大いなる母
なにがあっても
包みこみ、育み、支えてくれる
その体は地球の肥沃な大地
その背骨は流れる川
その心臓は液状ダイヤモンドの海で満たされ
その目は無限の虚空をたたえる
その吐息はバラ色に輝き愛であなたを満たす
その顔は満月のように煌めく
あなたがすべてを手放し腕に飛びこんでくるのを待つ
覚醒しながら眠れるように
深い休息、やすらぎ、そして真実への
権利を生まれながらに持つ神の子のごとく
――トレーシー・スタンリー

世界中の多くの先住民文化において、瞑想や夢、薬草などを使って、深い意識状態の探究が試みられてきました。ヨガをはじめて探究してきた者たちがヨガニドラに関係する意識状態をいつ発見したのかは定かでありません。ヨガという言葉は「つながる、結合する、またはバランスを取る」という意味を持つサンスクリットの**ユジュ**に起源をもつ言葉です。[1]

ヨガの八支則

2世紀から4世紀頃に活躍したと言われるインド人哲学者パタンジャリは、『ヨーガ・スートラ』という書にヨガについて体系的にまとめました。パタンジャリは、ヨガの特徴についての教えを196の格言として端的にまとめ、それらの格言はヨガを会得するための8つの段階を紹介するものでした。ヨガの八支則は、一生かかっても習得しがたいものですが、簡単なまとめを以下に紹介します。復習になる人もいるかもしれませんが、『ヨーガ・スートラ』についてさらに学びたい人は、巻末に記載の文献を確認してください。

- **ヤマ**——ネガティブな言動を変えるための制限事項。非暴力、不嘘、不盗、不過渡、そして不貪。
- **ニヤマ**——幸せや打たれ強さを得るために気をつける事項。清浄、知足、鍛錬、自己の探求、そして大いなる力への献身。
- **アーサナ**——安定していて快適な姿勢や座位。
- **プラーナヤーマ**——プラーナ（生命力）の向きや広がりを調整するためにおこなう呼吸の自制。
- **プラティヤハーラ**——外の物事に向いている感覚をひっこめ、内側に向け、自分の本質と合致しなおしていく。
- **ダーラナー**——意識を一か所に固定することで達する集中した状態。
- **ディヤーナ瞑想**——意識を一か所に集中させる。一過程としての瞑想。[2]
- **サマーディ**——大いなる存在との至福の結合。最高の状態としての瞑想。[3]

ヨガニドラはサマーディ、つまりヨガの最終状態であり大いなる存在との結合、と同意義語として使われてきたことに学びはじめたばかりの人はよく驚きます。[4] このことから、ヨガニドラはただのテクニックではなく、ヨガのシステム全体を網羅するものだと察することができます。

ヨガニドラの教え――いにしえから現代まで

ヨガニドラは複数の文献で言及されてきました。『デーヴィー・マーハートミャ』（5〜6世紀）、『ハタ・ヨーガ・プラディーピカ』（15世紀）、『ヨーガ・トラヴァーリ』（14世紀頃）、『マンダラ・ブラーマナ・ウパニシャッド』（年代不明）などです。しかし、このいずれにもヨガニドラ状態へ至るための完全または詳細な手順は書かれていません。[5]

ヨガニドラの智慧は、何世紀ものあいだ口頭で伝えられてきたと考えられています。練習方法について西洋人が読めるような詳細や、ヨガニドラ状態へ入る方法について、ほとんど文書で残されていないのはこのためでしょう。許された弟子にだけ練習法が伝えられてきた可能性もあります。効果が強い練習法というのは、弟子があるレベルの習熟度に達したときにやっと理解できるような書き方がされていることがよくあります。練習法を不正に使おうとする人々から保護する、そしてまだ準備ができていない弟子に読ませないようにするなかで、重要な部分が省かれてしまったのです。

ヨガにおける闇

ヨガニドラの近年の歴史を見ていく前に、他のヨガや宗教の流派と同様に、ヨガニドラの歴史にもその教えを悪用し問題となった事件や人々が存在したことに触れておきたいと思います。ヨガニドラの練習を広め、ヨガニドラの本を執筆した師にも暴力をふるった疑いがかけられた人物がいました。

生存者を信じるという気持ちから、ここで一旦そのことについて触れておきたいと思います。権力という力の不均衡は存在します。ですが身体的にも感情的にも、師が弟子を傷つけることは決してあってはならないことです。また私は、ヨガニドラの練習は自分の内側の智慧とつながる癒やしの薬のようなものであり、どんな流派や師も超えるものだと信じています。ヨガニドラを学ぶ者やそれを練習する人々の誰もが、教えを共有してくれる師に質問を尋ねられる環境であるべきです。その信条から、読者が懸念事項がある場合に役立ちそうな情報を参考文献の章に掲載しています。[6] 特に、ウマ・ディンズモア－トゥーリ博士の書籍*Yoni Shakti: A Woman's Guide to Power and Freedom through Yoga and Tantra*［ヨニ・シャクティ：ヨガとタントラを使ったパワーと自由への女性向けガイドブック］第二版には有益な情報がつまっています。

ヨガニドラの近年の歴史

ここ百年ほどで活躍してきたヨガニドラの偉大な師たちは、彼らの師から教えを受け、長い期間鍛錬しつづけ、自己の体験からその智慧を得てきました。そしてその学びを共有し、彼らの生徒向けに練習法を開発し、その方法を洗練させてきました。

また大いなる存在からの恵みによって、ヨガニドラの状態に達した師たちもいます。彼らはその後、その状態に意図的に至るためのシステムをつくりあげてきました。スワミ・ヴェーダ・バラティを一例としてみてみましょう。彼は1900年代中頃、まだ少年だったときに、深いリラックスへ至る練習法とヨガニドラの状態に偶然に至りました。神童とされていた彼は、講義をするためにインド中を移動し、常に疲れはて不健康な状態にありました。そして度重なる旅からくる疲労感を克服しようと、休息のための練習法を直感的につくりあげたのです。36歳になったとき、彼は長年にわたっておこなってきた練習法がヨガニドラと呼ばれる体系化された練習法であることを知りました。[7]

20世紀後半の著名な師、スワミ・サッティヤナンダはヨガニドラの状態を体験し、当時なかなか手に入らなかった古代の文献をもとに独自のテクニックをつくりあげたと言われています。サッティヤナンダは暴力をふるった疑いで起訴されています。ただし彼の方法は、今日《こんにち》教えられているヨガニドラのスタイルの多くに影響を与えているのでここで名前を出しました。

リチャード・ミラー博士は1970年にはじめて体験したハタヨガのクラ

スでヨガニドラを体験し、それを学びつづけ、iRest［アイレスト］として知られるようになる独自の方法を開発しました。ミラー博士は、おそらくどのヨガニドラの近代流派よりも臨床研究を促進し、心的外傷後ストレス障害（PTSD）で苦しむ退役兵たちなど、ヨガニドラにまったくなじみがなかった人々にその練習法を広めました。

有名な講師のひとりであり、私の十年以上の師であるロッド・ストライカーは、数十年前にマニ・フィンガーからヨガニドラを学びました。その後ストライカーは研究を重ね、ヒマラヤン・トラディションの教えに自らの考えを融合させてきました。そしてEnlightened Sleep［悟りの眠り］と呼ばれる自身のヨガニドラのスタイルとスクリプトをつくりあげました。

アムリット・デサイは、彼の師スワミ・クリパルからそのテクニックを学び、1980年代に自身のヨガニドラを教えはじめました。デサイは自身が学んだテクニックを元に100本以上のスクリプトをつくりあげました。彼の娘、カミニは教えをわかりやすくするための体系的な方法論をつくりあげ、カミニとアムリット・デサイは共にI AM Yoga Nidra（the Integrative Amrit Method of Yoga Nidra）［アイアム・ヨガニドラ（ヨガニドラ統合アムリット・メソッド）］という団体を設立しました。カミニ・デサイの著書*Yoga Nidra: The Art of Transformational Sleep*［ヨガニドラ：革新的な睡眠の技術］では、彼女の方法論に基づく練習法とその基礎となる考えが述べられています。

2010年、Yoga Nidra Network［ヨガニドラ・ネットワーク］の共同設立者であるウマ・ディンズモア－トゥーリ博士とニーリプタ・トゥーリは、さまざまなスタイルを混ぜあわせ、流派を超えた包括的で独創的、そしてその場の状況に柔軟な**Total Yoga Nidra**［トータル・ヨガニドラ］という手法をつくりあげました。

練習を確かに伝える講師としての能力を伸ばすために、または執着を手放してヨガニドラの世界へ飛びこむ能力を養うためには、テクニックやスタイル、伝統に関係なく、継続的に練習し、自我を探求していく必要があります。深い休息の力、ヨガニドラの女神、そして意識状態があなたの本当の師となります。ヨガニドラを極める者は、その状態に入るためのテクニックを必要とせず、自分の意志でその状態に至ることができると言われています。

ここでヒマラヤン・トラディションの講師の名をいくつか挙げているのは、私が過去20年余り、おもに学んできた流派だからです。さまざまな種類のヨガやタントラ（エネルギーの動かし方についての学問）を学びましたが、ヒマラヤの師たちの伝統と自らの研究からの学びが、いまの私の教え方の基礎となっています。本書には、他の伝統から学んだことも含めています。寛大にも智慧を学ばせてくれた師たちに心から感謝しています。

そして、学ぶ方法や手段に恵まれ、何千時間も学びに費やせたことに感謝しています。私は教えについて極めるために多くの研究と自己練習を重ねてきました。タントラの教えに、「すべての教えは自分の内側の師へと導く」というものがあります。ヨガニドラの練習においてもこの考えがあてはまります。本書は、ひとつの練習法を薦める意図はまったくありません。さまざまな練習法があり、すべてはひとつの場所へとたどりつきます。心の扉を開け、好奇心を持ち、練習のなかで生まれる魔法を受けとれるようにしましょう。

母なる師

ヒマラヤン・トラディションの伝統には何千年もの歴史があり、パタンジャリの『ヨーガ・スートラ』とタントラの智慧に起源があります。この流派の教えの多くは、多くの書籍の著者であり、ヨーガ学者であり、ペンシルベニア州ホーンズデールにヒマラヤン・インスティテュートを創設したスワミ・ラーマによって欧米にもたらされ、広められてきました。彼の人生は、暴力をふるったという疑惑や申し立てについて言及せずに語ることはできません。ただしスワミ・ラーマがヨガニドラと生体自己制御の学問に与えた功績は高いため、ここで触れることにします。著書『ヒマラヤ聖者とともに　偉大な霊性の師と過ごした日々』のなかでスワミ・ラーマは、ヒマラヤ山地での旅路で偉大な聖人たちと出会ったと書いています。そのうちのひとりをスワミ・ラーマは「母なる師」または「マタジ」と呼んでおり、出会った当時（年代は不明）96歳だったその老女のことを「輝く皮膚に包まれた骨の袋。その瞳は燃える炎のように光っていた」とラーマは書いています。[8]

アッサムのカマッキャ寺院を深夜から午前3時まで、誰もいない時間に毎晩ひとりで訪れるマタジにラーマは興味を持ちました。マタジは眠ることがないと聞いたラーマは、こっそりマタジの練習を覗きました。そしてラーマが毎晩スパイしたことで、それが真実だと裏づけられたのです。スパイ行為に怒ったマタジはラーマを何度か追い払っていましたが、最終的にはラーマをあたたかく弟子として迎えいれました。

スワミ・ラーマがマタジに眠らないことについて尋ねると、マタジはかるく笑い、「眠らない眠り、またはヨガの眠り」について知っているか問いかけたのです。ラーマはそんなことは聞いたこともありませんでした。そこでラーマは2か月半マタジから学び、そのあいだ70ページものメモを取りました。「マタジは睡眠の詳細な構造についてすべて私に説明し、人間が覚醒状態から夢をみる睡眠状態、そして深い睡眠状態へと入る仕組みを知っているかと尋ねました。マタジは教えを正確かつ体系的に私に伝えました。マタジの教えを受けたあと、私は『マーンドゥーキヤ・ウパニシャッド』に書かれている3つの意識状態――起きている、夢をみている、眠っている――そして**トゥリヤ**（スワミ・ラーマは「超越した状態」と表現）という第4の状態について理解できました」

ヨガニドラのテクニックは、覚醒して注意力を持ったままで異なる意識状態へ入る旅のようなものです。ガイドを受けるうちに、覚醒したまま深い眠りの状態に近づきそれを越えて、自分の本質、つまりサマーディへ近づくよう導かれます。覚醒し意識を持っていれば、本当の自分のうつくしさに眠ってしまうことはありません。意識があり、意識がある状態も認識している。これがマタジがスワミ・ラーマに教えたことで、その後ラーマが『マーンドゥーキヤ・ウパニシャッド』*OM the Eternal*

Witness: Secrets of the Mandukya Upanishad［永遠の傍観者OM：マーンドゥーキヤ・ウパニシャッドの秘密］を翻訳するときに3つの意識状態について事細かく書けた背景です。ヨガニドラに興味があるのであれば、この異なる意識状態について知り、継続的な練習や自我の探求を通して理解を深めることが不可欠です。これについては第2章でまた細かく紹介します。

ヒマラヤの師たちの伝統のなかで女性は「眠らない眠り」を届けることに関わってきました。そのためそういった女性の役割についても触れておくことも大切です。ヨガニドラは、育み、支え、回復させ、受容し、ゆだねるという女性的特性を持つ、大いなる母の普遍的エネルギーに私たちをつなげます。ヨガニドラの練習をはじめるとき毎回、偉大な母なる師マタジや普遍的な母のエネルギーを思いだすことができれば、自らの女系の先祖をはじめとする師たちがつないできた伝統を、たとえ彼女たちの名前を知らなくとも、称えることができます。

女神ヨガニドラ

ヨガニドラの練習におけるもうひとつの女性的な力は、女神ヨガニドラです。ヨガニドラが女神と称されるのを私が聞いたのは、ヨガニドラを練習しはじめて何年も経ってからのことでした。女神という言葉はもともと、特定のヨガの練習を示すものではなく、女性的で独創的な力を象徴した大いなる母について示す言葉だったことが知られています。科学者であり宗教学講師でもあるシュリーデヴィ・ブリンギは、ある講座で取りあげた賛歌『デーヴィー・スクタム』を通して、私にはじめてこの考えについて教えてくれました。この賛歌は、大いなる母と彼女の宇宙を支える偉大な力を称えるものです。この賛歌の一節に、*Ya Devi sarva bhuteshu Nidra-rupena samsthitha / Namastasye Namastasye Namastasye Namo Namaha*（女神は眠りというかたちで自身を表現する。あなたが寝ている状態は大いなる母のかたちである。女神は眠りとしてあらゆる生命体に宿る）とあります。[9]

女神が登場するある神話にはこんなものもあります。維持そして保護の主ヴィシュヌのへそから伸びる蓮のうえに創造主ブラフマーが座っていました。ヴィシュヌは深い夢のない睡眠状態、つまり創造と破壊との転換地点に広がる無限のヨガニドラの状態にありました。そんななかブラフマーは、2匹の悪魔に襲われます。ブラフマーは必死に助けを求めていますが、ヴィシュヌは深い眠りについたまま無気力状態にあり、ブラフマーの叫びに反応しません。ブラフマーが何をしてもヴィシュヌを起こすことはできません。そこでブラフマーは、ヴィシュヌのなかでヴィシュヌに深い瞑想的な眠りを与えている女神ヨガニドラを呼びだすことにしました。女神ヨガニドラを呼ぶために、ブラフマーは女神ヨガニドラを称える祈りを歌うように唱えはじめました。女神ヨガニドラが姿をあらわすまで、ブラフマーは彼女の鎮め育む、月のような特性のうつくしさを何度も褒めたたえました。やがて女神ヨガニドラはブラフマーの祈りに応え、ヴィシュヌを無限の眠りから解放し、ヴィシュヌに2匹の悪魔を切り裂くよう命じました。また女神自身の力でも悪魔たちの頭を混乱させ、ヴィシュヌが悪魔たちを成敗できるようにしました。この話によると、女神の力は最も偉大な神たちも頼るほど強力なのです。[10]

睡眠という恵みなしでは私たちは無力であることは明白です。ここで出てきた、ヨガニドラの月のような特性とつながるための賛歌や練習法はのちほど紹介します。

「ヨガニドラという言葉はもともと、体系的なヨガの練習法やテクニックを指す言葉ではなく、神の超越的な睡眠、そして女神の睡眠としての出現を指していた」とジェイソン・バーチとジャクリーン・ハーグリーヴズのすばらしいエッセイ *Yoganidrā: An Understanding of the History and Context*［ヨガニドラ：歴史と背景の理解］にあります。[11]

女神ヨガニドラの話のうつくしさや力に惹きつけられるところがあれば、大いなる母の育み癒やす力を信じながら、練習を重ねてはどうでしょう。ヨガニドラを、意識を保ちながら深い眠りを体験するために捧げる祈りや願いと捉えてみましょう。そのような眠りは深い休息をもたらしながら、自分の最も強い部分に目覚めさせてくれます。以降の章で紹介しますが、ヨガニドラの練習にはいくつか段階があります。そしてその各段階を探求することが、ヨガニドラで得られる「ヨギーの眠り」の理解に役立ちます。

自身のヨガニドラを深める

さまざまな流派やアプローチ、師について調べることはとても意義があることです。練習を探求しはじめ、ヨガニドラ用の日記をつけ、ヨガニドラの練習を深めたいと考えている人々とつながることをお薦めします。天体物理学者のニール・ドグラース・タイソンは「知識は権威や情報から得られるものではない」と言います。[12] 真の知識とは自分の内側から得られるものなのだと。ヨガインストラクターとして抜きんでるために手っ取りばやく習得し、ツールをただ身につけようとするのではなく、本当にヨガニドラを知ろうとする人は「永遠に生徒」という態度をとるものです。

ヨガニドラから得られる恩恵は計り知れません。そしてそれは生涯つづく練習です。

·2·

異なる意識状態をまたぐ旅

優れた癒やしと育みの力を持つ、神秘的な女神ヨガニドラの話を思いだしてみましょう。女神ヨガニドラは夢のない、宇宙的な睡眠を与える存在でした。そしてこの深い睡眠について、私たちはいまも探求を試みています。この章では、サマーディへの到達方法としてのヨガニドラ・テクニックを現代に届ける哲学、そして現代の科学がどうそれを裏づけているかを紹介します。1920年代に脳の電気的活動、つまり脳波を見るための脳波図（EEG）というものが開発されてから、研究者たちは私たちの体が眠っているときの脳内の変化を調べてきました。『マーンドゥーキヤ・ウパニシャッド』のような古典書によると、聖賢リシたちやリシカたちは何世紀も前から意識状態、体、そして睡眠について観察してきました。そして現代わかっている睡眠の過程や脳波は両方、古典書にかかれている意識状態と重なりあうようです。

ヨガニドラは消滅のヨガ、つまり**ラヤ**ヨガです。ヨガニドラの練習では意識を最も粗雑な部分、つまり肉体から微細体へ移し、そして最終的には広い空間へ溶けこませていきます。それはエネルギーの各層（**コーシャ**）を通りぬける練習で、コーシャには魂の光が包まれていると言われています。

この章では、古典的な教えと近代科学の両方についておおまかに紹介していきます。ここで紹介する情報について、必要であればさらに調べられるように、この章と巻末に詳細な資料も掲載しています。

スワミ氏とEEG

マインドフル瞑想が体にもたらす影響について複数の科学者たちが研究してきましたが、それと同様に、ヨガニドラを含む瞑想状態の効果についても研究がおこなわれてきました。初期研究のひとつに1970年夏にカンザス州トピーカのメニンガー協会の科学者エルマー・グリーン博士がおこなった研究があります。グリーン博士は病気の予防と治療には思考が大きく関わっていると信じていました。グリーン博士は、「人は無意識に起こる身体機能を意識的にコントロールできるか」ということについて研究していました。例えば、肌を太い針で刺されても大きな痛みを感じたり、出血を起こしたりしない人についてなどです。[1]

グリーン博士と彼の同僚であり妻であったアリス・グリーンは、心理生理学的な自己制御に特出した力を持つと主張する人がいるという話を聞き、そのような人の心身で何が起こっているのか調べたいと考えていました。スワミ・ラーマもそのような人間のひとりで、心臓を止め血圧を制御できると主張していました。そこでグリーン博士は実験への参加をラーマに依頼し、それらの実験で人間の思考のあらたな能力を見つけようとようと試みました。

グリーン夫妻は、「体内状態を意図的にコントロールする（能力）」を計測するために、ラーマをさまざまな電磁機械へとつなぎました。一連の実験の成功は、ラーマが体内の状態を鎮めるだけでなく、再度高められる能力を確認することにありました。ふた夏をかけて、スワミ・ラーマは手の血流をコントロールすること、心臓を10秒間止めること、マントラを唱えて針を動かすこと（念力）といった能力を見せることに成功しました。またラーマは、EEG（脳波）測定でシータ波を見せ、それを「意識を静止させ、無意識を発動させる」のだと言いました。

特定の脳波図形を意図的につくりあげることで、スワミ・ラーマはさまざまな意識状態に入っていきました。ラーマは、指令に応答するよう体を訓練し、通常自らコントロールできない身体機能（自律機能）を調整し、ビジュアライゼーション（視覚化）によって体に指令を与え、意識を保ちながらリラックス状態へ至りました。

グリーン博士は彼の論文*Biofeedback and Yoga*〔生体自己制御とヨガ〕[2]で、「ラーマはこれをヨギーの眠りと呼び、通常の眠りより優れたものだと言った」と書き記しています。[3] スワミ・ラーマは「デルタ波40%の最も深い睡眠と同様のEEG波形をつくりあげながら」、この状態へ意図的に入ることができたのです。[4]

研究をつづけるうちにグリーン夫妻はインドのガンジス川沿岸まで行き、同様の**シッディ**（能力）を持つヨガ修行者について調査をしました。そしてそれは、グリーン夫妻が編みだしその後も熱心に研究をつづけた自己生体制御の臨床研究の基礎となりました。

脳波

脳波は、脳内で振動する電荷のことで、何をしているかや何を感じているかによって変化します。以下に、おもにわかっている5種類の脳波を、速いものから遅いものの順に紹介します。その人の行動によってひとつの脳波が優位になっているあいだも、他の脳波が常に存在しています。[5]

ガンマ

ガンマ波についてはまだ科学で解明されてないことが数多くあります。計測可能な一番速い波であり、極限的な体験や、幽体離脱のような高まった知覚状態のときに発生します。ガンマ波の動きは、注意力や作業記憶、長期記憶の処理、そして統合失調症や幻覚、アルツハイマー病、てんかんといった疾患に関連します。グリーン夫妻がヨガ修行者と実験をおこなっていた頃は、このガンマ波がまだ発見されていませんでした。[6]

ベータ

ベータ波が優勢のとき、私たちの注意は外側に向いていて、外の世界で起こっていることを気にかけています。警戒心を持ち、注意力があり、何かをしている状態です。私たちが体験するベータには以下の3種類があります。

低ベータ――本を読んでいるとき

ベータ——講義に参加しているときや、問題を解いているとき
高ベータ——強い不安や興奮状態にあるとき

アルファ

アルファ波は目を閉じ、ヨガや瞑想、マインドフルな時間など、注意が内側に向いているときに発生します。これは五感を内側に向けはじめるときで、ヨガ哲学で語られる**プラティヤハーラ**（感覚をしまいこむ）として知られる状態です。

シータ

シータ波は、学習、記憶、そして直感への入口です。シータ波は、深いリラックス、深い瞑想、白日夢、そして睡眠中に夢をみているときに存在します。

デルタ

デルタ波は外界への注意が停止した状態を示し、夢のない睡眠、薬物による昏睡状態、または全身麻酔薬の影響下にある人に見られます。デルタ波があるとき、治癒や再生が可能です。体を回復させ、脳に活力を与えなおし、免疫力を高める良質な睡眠を生みだすために必要な脳波です。スワミ・ラーマが意図的に生成できたのがこの脳波です。グリーン夫妻とスワミ・ラーマの実験から数十年たってから、カリフォルニア州のInstitute of Noetic Sciences in Petaluma［ペタルーマ精神科学協会］のディーン・ラディン博士から聞いた話によると、スワミ・ヴェーダ・バラティもまた意識を完全に保ちながらデルタ波を生成できたそうです。ラディン博士は、EEGモニターにつなげられたスワミ・ヴェーダ・バラティと雑談をかわしていました。会話をつづけるなか、バラティがすでにデルタ波の段階にいると技術師が報告したのです。これには二人とも驚きました。これはバラティがいかにヨガニドラに熟練していたかを示す出来事だったと言えるでしょう。

睡眠の段階

人間の睡眠における段階もEEGで計測可能で、脳波と深い関係があります。睡眠の段階には、REM（レム）とnon-REM（ノンレム、NREM）1、2、3、4という段階があることが知られています。睡眠中、私たちは90分ごとぐらいに異なる段階を行き来します。異なる段階のあいだの移動については、マシュー・ウォーカー博士が著書『睡眠こそ最高の解決策である』で説明しています。[7] NREM（ノンレム）段階にいるときに最も深い眠りとなり、脳波はシータ波とデルタ波とを行き来します。[8]

最も深いヨガニドラの状態にあるとき、脳の動きはその人が眠っていることを示しますが、EEGの測定図はその人が実際眠っておらず、意識がある状態が保たれていることを示します。ヨガニドラの実践者は、シータ波とデルタ波を生成しながらも意識を保っていることがよくあります。1999年、コペンハーゲンで、ヨガニドラ実践者の脳波を陽電子放出断層撮影（PET：細胞の活動状況を画像で見ることができる）検査でモニタリングするという研究がおこなわれ、興味深い結果が得られました。

> 脳の活動（EEG）を示す測定で、被験者はヨガニドラを実践するあいだ中、睡眠と同様の深いリラックス状態にあったことが示されました。21個の電極すべてで、シータ波の活動が飛躍的（11%）に高まりました。アルファ波の減少はわずか（2%、有意差なし）で、これはヨガニドラの瞑想的な状態が普通の睡眠状態と異なり、意識があることを示していました。さらにリラックス状態がつづいた45分のあいだ、この状態は変化することなく、脳全体にむらなく観察されました。[9]

被験者たちは特定の脳波を生成するだけでなく、マントラAUM（オウン）のひびきや音節に象徴されるいくつかの意識状態を移行していきました。

3つの意識状態と第4の状態

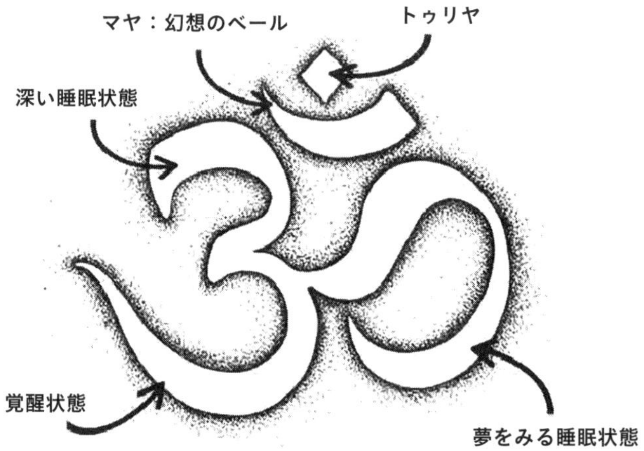

『マーンドゥーキヤ・ウパニシャッド』の12にわたる節で、意識状態とAUMのひびきや音節に宿る力についての説明があり、そこには異なる意識レベルへの入口が悟りへ近づく段階として紹介されています。ヨガニドラの練習では、4つの意識状態へそれぞれ意識を置き、それらのあいだを移行するときにリラックスしながらも意識を保つよう求められます。

少し時間を取り、以下につづく「自己への問いかけ」で、3つの意識状態と「第4の状態」についてそれぞれ考えてみましょう。

覚醒している状態（ヴァイシュヴァナラ*Vaishvanara*）

この状態では、注意が外へ向いていて、耳、目、鼻、肌などといった知覚器官を使って外界を捉えています。肉体や外界に意識が向いています。[10]

自己への問いかけ

1. 外の世界で無くてはならない物事はなんでしょうか。自分に喜び、そして悲しみをもたらす物事はなんでしょうか。
2. 外の世界における成功とは、自分にとってどんな意味があるでしょうか。
3. 自分の行動をもっと意識するにはどうすればよいでしょうか。

夢をみている睡眠（タイジャサ*Taijasa*）

ここでは意識は内側に向いており、心に感じる印象に気づいていきます。感じる印象は操作しません。私たちの意識は外側から内側へと移ったのです。

自己への問いかけ

1. 外界の心配事を一旦頭の外へ置くことは難しいですか。
2. 覚醒しているときの現実より夢の方が現実的に感じることはありますか。
3. 白昼夢はよく見ますか。
4. その白昼夢の内容として一番よく現れるのはどんなことでしょうか。内容に一貫性はありますか。

深い睡眠（プラジュナ*Prajna*）

この状態では夢は終わり、思考が静まっています。暗い世界へ落ちていきます。この感覚は目が覚めたあとでのみ味わうことができます。どこか深いところへ行っていたけれど、思いだせない感覚です。この状態は、覚醒状態と夢のある睡眠状態の認識への扉でもあります。

自己への問いかけ

1. 深い眠りから目覚めたあと、どう感じますか。
2. 自分が深く眠れていたかどうか、どうやって認識できるしょうか。深い眠りの状態から覚醒状態へ、どんな本質や特性を持ちかえられたでしょうか。

第4の状態（トゥリヤ *Turiya*）

トゥリヤは、説明しきれない体験です。トゥリヤは他のすべての意識状態の奥にある意識で、未知の存在ながらもすべてを知っている全知の存在です。トゥリヤを体験するとき、**ニルヴィカルパ・サマーディ**に到達しているのだと言われています。「ゼロ思考」――つまり平和、無限の喜び、純粋な意識だけが残っている状態。トゥリヤは本当の自分になることで、それには7つの段階があると言う流派もあります。[11] ヨガニドラの状態を体験するとき、私たちはこのトゥリヤへの扉を開きそこに足を踏みいれています。

> 自分の本質を織りなす3つの意識状態、そして「自分」という感覚をも超す状態。それが第4の状態、トゥリヤである。[12]
>
> ――スリ・ラマナナンダ

> 覚醒、夢をみる睡眠、そして深い睡眠は二元性がある、つまり体験者は体験している物事と区別されている状態だ。だが第4の状態、トゥリヤは二元性が消失した状態、OM（オーム）という音が導く静寂に匹敵する状態だ。[13]
>
> ――スワミ・ラーマ

自己への問いかけ

1. ヨガニドラや深いリラックス状態への練習における最も深みのある体験はどんなものでしょう。
2. 精神の解放という言葉はどう定義できますか。あなたにとって、自由や解放という考えや感覚に制限や抵抗を感じるのは自分のどの部分ですか。そのような抵抗を言葉や詩、絵などで表現しましょう。
3. 地球上のあらゆる生物にとって、自由はどういったものでしょうか。

・ プラナヴァ（宇宙の音）を使った練習 ・

［5–30分］

プラナヴァ（宇宙の音）は、AUMというマントラを唱えながら瞑想することにつながりがあります。AUMという言葉には大いなる存在が宿っていると言われています。つまりAUMは覆いのようなもので、AUMを呼びだすことで、大いなる存在を呼びだすのです。意識の3状態と第4の状態はすべて、AUMという言葉のひびきと音節に表すことができます。この音を繰りかえし発することはまた、本来の自分へとチューニングし、自分と宇宙とをつなげる方法でもあります。AUMと唱えたあと、静かな時間を持ち、静寂のなかで波動を感じていきます。以下の練習をしてみましょう。

第1段階

無理のない姿勢で椅子に座るか、床に座り足を組みます。

AUMというマントラを、一つひとつの音節を発音し、唱えていきます。意識が二股にわかれるのを追っていきます。意識のひとつはAUMと唱える自分の姿にあります。もうひとつは、AUMと唱える自分を見て聞いている自分にあります（1分間）。

A（オー）：この音を唱えながら、覚醒している状態について思いをめぐらせます。覚醒し、目を開いて世界に参加している状態はどう感じるでしょうか。

U（ウー）：この音を唱えながら、夢をみながら寝ている状態について思いをめぐらせます。記憶がある昨晩の夢の空間へ戻ろうとします。自分が夢のなかにいるように感じます。

M（ンー）：この音を唱えながら、深い睡眠状態について思いをめぐらせます。自分の内側へと入っていき、広い空間へと溶けこむ自分を感じていきます。

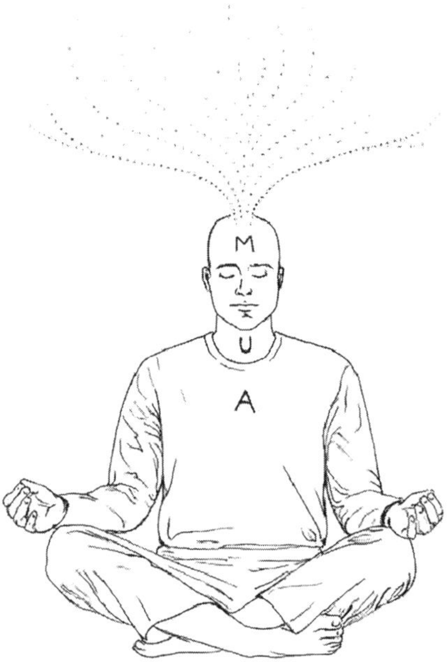

第2段階

音節を一つひとつ唱えながら、上から下へ、対応する部分へ意識を向けていきます。

A（オー）：眉間にある第3の目

U（ウー）：喉のエネルギーセンター
M（ンー）：胸のエネルギーセンター
静寂：胸に広がる空間の深く（2分間）

第3段階

音節を一つひとつ唱えながら、下から上へ、対応する部分へ意識を向けていきます。

A（オー）：胸のエネルギーセンター
U（ウー）：喉のエネルギーセンター
M（ンー）：眉間にある第3の目
静寂：頭上に広がる空間（2分間）

世界が誕生したときに存在していた自分の一部を思いだしていきます（1分間）。

太古からAUMのひびきを覚えている自分の一部分を思いだしていきます。体の細胞一つひとつにその波動を感じます（2分間）。

練習が終わったあと、体験したことについて書きだします。どういった感覚を持ち、どのような情景が浮かんできたでしょうか。もしかすると、自分はこの肉体、つまり粗雑なもの以上のものだと感じはじめたでしょうか。自分の体の内側または外側の空間が波動で満たされているのを感じたでしょうか。もしそうであれば、微細なエネルギーに気づけているのかもしれません。微細体についてはのちほど詳しく説明します。

まとめ：睡眠の段階、意識の状態、脳波

ある調査書でヨガニドラは、「実践者が意識を完全に保ちながら、デルタ波を含む深いノンレム睡眠の様相を示す」状態と定義されています。また、ヨガニドラには以下の4つの段階があるとしています。

1. 深いリラックスのあいだ練習が深まるにつれアルファ波がシータ

波に変わる。

2. 練習が深まり、脳が想像力や解決力を示すとき、シータ波がデルタ波に近づく。
3. ヨガニドラ状態へ移行するとき、実践者が周りの状況への気づきを保ちながらノンレム睡眠に落ち、シータ波からデルタ波になる。
4. ここまでの3つの段階ができるようになると、実践者は、深い睡眠状態と意識がある状態のふたつに同時に意識を置けるようになる。

「3つ目と4つ目の段階を習得できると実践者は徐々にトゥリヤに移行でき、ヨガニドラとトゥリヤ（4つ目）の違いはわからなくなり」、そして実践者は**ニルヴィカルパ**、つまり「思考のない」場所へとたどりつきます。これはサマーディ、ヨガの最終目的の段階としても知られています。心が胸と一体化し、プラーナ（生命力）がその出所へと戻る状態です。[14]

ラマナ・マハルシはトゥリヤとニルヴィカルパについて、こう表現しています。

> トゥリヤは、思考が休止し、自らに気づいている状態。思考がその出所へと融合したことへの気づき。感覚があるかないかは無関係である。ニルヴィカルパ・サマーディにおいて感覚はない。何かを知ることは、主導者とその対象があることを意味する。気づくことは、思考を持たないことを意味する。[15]

ヨガニドラ（ノンレム、つまりデルタ波の状態）に熟練すると、テクニックを使わず自らの意志でその状態に至れることを覚えておくべきです。ヨガニドラへの過程で、私たちは最も粗雑で物質的な次元から最も微細な次元へと移っていきます。

そのため、微細体（コーシャ）の構成を知っておくことは大切です。

コーシャ：精神世界の解剖学

コーシャは、粗雑なものから微細なものへの意識の各層であり、魂の光を覆っている複数の層です。意識の状態とは異なります。この層の数々は、肉体を切り開いたとしても目には見えません。物質的な解剖学ではなく、微細なエネルギーの解剖学における層だからです。ヴェーダンタの重要な教えであり、またサマーディに至るまでのヨガや方法についての解説書である『タイッティリーヤ・ウパニシャッド』でこれらの層は説明されています。

数々の層をロシアのマトリョーシカ人形のように考えてみましょう。一番奥の一番小さな人形の中に煌めく光が灯っていると想像するとよいでしょう。各人形はそれより少し大きな人形で覆われ、時が経つにつれ、一番内側にある光は忘れられています。人形をすべて組みたてると、外側からはひとつの人形、つまり一番外側の殻しか見えません。自分は目に見えている以上の存在であり、光であり、その光は煌めき、真実、美そのものであるということを、私たちは簡単に忘れてしまいます。

精神世界の探究のひとつは各コーシャを越えていき、古くなり滅していく肉体という自己認識から離れ、自分の煌めきという永続的なものを体験することへ移っていくことだと説く教えもあります。

コーシャには5つあります：

アンナマヤ・コーシャ *Annamaya kosha*：食物鞘
プラーナマヤ・コーシャ *Pranamaya kosha*：生気鞘
マノーマヤ・コーシャ *Manomaya kosha*：意志鞘
ヴィグナーナマヤ・コーシャ *Vijnanamaya kosha*：理知鞘
アーナンダマヤ・コーシャ *Anandamaya kosha*：歓喜鞘

それぞれ細かくみていきましょう。

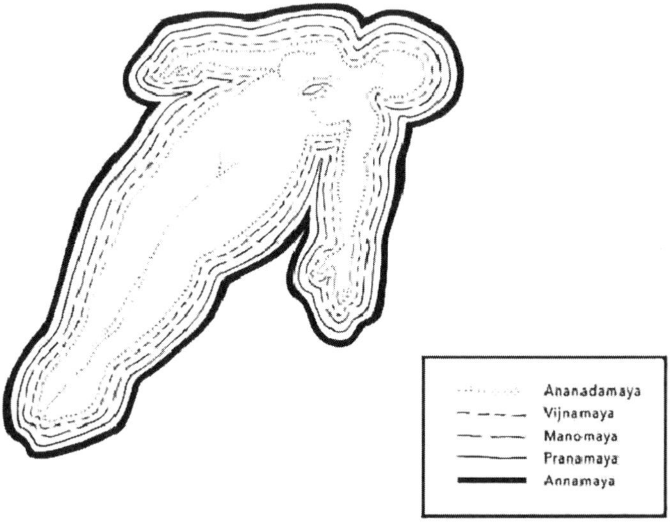

アンナマヤ・コーシャ：食物鞘

ヨガをつづけていくと、微細なものを理解できるようになっていきます。ヨガをはじめたきっかけは、理想の体型のため、柔軟性のため、美尻（まったく悪いことじゃありません）のため、痛みの軽減のためだったかもしれません。私たちは皆おそらく、「あなたは、あなたの食べたものでできている」と教えられてきました。そして目に見える肉体、つまり鏡に見える姿が自分で、それが皆が理解するところの「自分」なのだと信じてきました。肉体を自分として捉えている段階では、私たちは微細な解剖学における一番外側の鞘──「食物鞘」とよく訳されるアンナマヤ・コーシャを自分だと認識しています。

プラーナマヤ・コーシャ：生気鞘

ヨガを学びはじめる段階で、プラーナヤーマと呼吸の練習法について、多少なりとも知識をつけておくとよいでしょう。エネルギーの動きは、あたたかさ、チクチクするような感覚、部分的なけいれんなどで感じることもあります。プラーナー・ダーラナーのようなテクニックを学ぶと、意志の力を使って、体を動かさずに、エネルギーを一か所に向けられることがわかるでしょう。マントラを唱えながら、自分が生まれ変わるような感覚が湧く、自分の内側と外側の空間が波動で満たされているように感じる。そして、自分はただの肉体ではないというあらたな気づきが生まれてくるかもしれません。

あなたはそしてこの世のすべてはエネルギーでできていて、そのエネルギーは常に移り変わっています。あなたの体は見えない力で動かされています。命の源である生命力というものがあり、それは呼吸とは異なるものです。生命力は、**プラーナ**と呼ばれ、呼吸をおもな乗り物とし、食物を搬送システムとしています。[16] あなたがおこなうあらゆる運動、アーサナ、またはプラーナヤーマが、プラーナに影響を与えます。優れた師の力を借りながら、プラーナという魔法をつくりだす方法を学び、プラーナの特定の効果や成果を狙った練習法を組みたてられるようになります。プラーナにより敏感になると、プラーナマヤ・コーシャ、つまり生気鞘にも気づきやすくなります。

マノーマヤ・コーシャ：意志鞘

ヨガの練習をつづけていくと、さまざまな考えが日々絶え間なく浮かんでくることに気づくことがあります。そして、自分は常にこんなにも多くのことを考えているのかと驚くこともあるでしょう。思考は、生活のなかのあらゆる体験の反響のようなものです。思考は習慣を色づけ、その習慣が固まってくると、人格や世界観となります。ヨガ、特に陰ヨガやリストラティブヨガ、瞑想、そしてヨガニドラといった静かな練習をしているときに、自分の思考やそれが常に移り変わっている状態に気づくかもしれません。呼吸のテクニックは思考を落ちつけ、自分の思考状態をかえりみるのに役立ちます。

「自己への問いかけ」をおこなうことで、自分の思考や、その思考がどう生活を形成しているかに気づきやすくなります。価値観がどう形成されてきたか問いかけることで、過去に捕らわれている自分を見つけられます。動き、呼吸し、瞑想し、自身について学ぶことで、囚人のように思考に捕らわれる可能性は低くなり、牢獄の扉には鍵がかかっていないことを知っている傍観者になれる可能性は高まります。違う方角に顔を向けるだけで、自由への扉を見つけられるかもしれません。日々練習をつづけることにより、扉の存在を忘れず、その扉に少しずつ近づけます。どちらを取るかは自分で選べるのだと気づけるようになります。過去の出来事をもとにした同じ思考や行動パターンにまた戻るのか、いま自分に与えられている判断力を使うのか。思考の機能を本当の自分から切り離して観察できるようになると、マノーマヤ・コーシャ、意志鞘への気づきを持てます。

ヴィグナーナマヤ・コーシャ：理知鞘

ヨガマットや座禅用座布団に座っているときや、長い距離をランニングしているとき、または自然のなかを散歩していて、突然なにかひらめくことはないでしょうか。どこからともなく降りてくるような智慧。**ヴィグナーナマヤ**は「突然見える」と訳すことができます。体の奥底から湧いてくるような直感的な智慧や理解で、疑問の余地がないもので、体の細胞一つひとつにまで感じられるものです。それは、直感つまり理知の鞘に存在する高い次元の意識です。内側の声という真実には特定の周波数があります。ですが疑いや恐れを取りのぞき、自分の内側の声を信じる能力を育むには時間がかかります。いつか真実を見つけられるようになると、それには波動があることに気がつきます。練習を重ねるにつれ、その波動、つまりその周波数に合わせやすくなります。このコーシャでは、自分の内側に変わらず普遍的でパワフルなものが宿っていると感じはじめられるかもしれません。

この智慧の場所にたどりつくためには、真実への道を阻むサビを取りのぞいていかなければなりません。そのサビは自分の信条から出るサビ、マノーマヤ・コーシャの副産物です。こびり付いている信条というのはやっかいです。互いを補強しあう思考が堂々めぐりしているようなものです。信条を取りのぞくことは容易ではありません。自分が崩壊するように感じることさえあり、実際に自分の一部が壊れていくこともあります。自分より偉大な存在があることを思いだすための練習をおこない、自己へ問いかけ、深い練習を一緒におこなえる仲間と練習を重ねることで、こびり付いた信条と真の智慧とを区別する力を養えます。そして練習をするたびに、その違いを思いだせるようになります。

アーナンダマヤ・コーシャ：歓喜鞘

はじめて体験した心地よいシャヴァーサナ（亡骸のポーズ）や瞑想を思いだしてみましょう。そのヨガクラスにまた来たいと思ったような体験です。そのときおそらくアーナンダマヤ・コーシャ、歓喜鞘の良さを少しだけ味わっていたことでしょう。その喜びに満ちた状態のなかで、いままでの人生で現実と思っていたことがそうではなかったという感覚に陥ったことがあるかもしれません。自分の体、思考、信条、知性。そのどれひとつも本当の自分ではない。けれども同時に、自分はそれ以上のものだと感じられます。広がりがあり、煌めいていて、自由な存在。自分がすべてであり全空間である。自分には限界も境界もない。たった一瞬でもその感覚を味わうことができれば、すべてが変わります。いつでも本当の自分について理解できているようになるのです。

ヨガニドラへの手順をたどることで、空間や時空を超えるエーテル体（超物質体）へ近づき、自分の内側にある普遍的な煌めきに触れることができます。多くのヨガニドラの流派では、私たちは段階を踏んでコーシャ間を移動していけるのだと考えられています。テクニックとしてのヨガニドラは、広がりのある静寂と恩恵の奥にある意識状態へ唯一つながることのできる、粗雑なものから微細なものへ移動する体験です。コーシャ間を移動する体験は直線的に描かれることが多いですが、異なる意識状態を行き来し、さまざまな体験をすることがよくあります。例えば自分のいびきに気づいたり、視覚的な映像が断片的に浮かんできたり、エネルギーの動きを感じたり、音が聞こえたり。また、肉体的な不快さや特定の感情が現れたりすることもあります。練習のなかでそのような体験を探究しつづけていくと、コーシャへの理解が深まります。

はざまの空間

ヨガニドラのあいだ、「眠らず意識を保つ」よう講師に言われたことはあるでしょうか。異なる意識状態や睡眠状態を行き来するためには、意識を保ちつづけなければなりません。移行の瞬間、体が重たくなり、呼吸が浅くなり、半覚醒状態と呼ばれる夢のはざまへ入っていく瞬間を特に認識していきます。スワミ・ラクシュマンジューが訳した*Vijnana Bhairava Tantra*［ヴィギャン・バイラヴ・タントラ］第75節ではこう書かれています。「外界への注意が薄れる、睡眠の一歩手前の状態に入ると、思考は偉大な女神が照らすはざまに吸いこまれる」[17] 練習を重ねることで、何か起こることを期待したり、あらたな体験を探し求めたりせず、気づきのある状態を無理なく保てるようになります。

著書『睡眠こそ最強の解決策である』でマシュー・ウォーカーは、昼寝をよくしていたトーマス・エジソンの話をしています。[18] 伝えられているところによると、エジソンは鉄球を3個握り、すぐ下の床に金属板を置いた椅子のうえで昼寝をしたそうです。意識がなくなる瞬間、手から落ちた鉄球が金属板にあたり、その音でエジソンは目を覚まします。そこで身を起こし、エジソンはすぐさま独創的なアイデアをすべて書きだすのです。これをエジソンは「天才の空白」と呼んでいました。アルベルト・アインシュタインもまた金属のスプーンを握り、金属板を床に置き、昼寝をしました。アインシュタインの相対性理論も夢を見ているあいだに湧いてきたものだと言われています。エジソンとアインシュタインはヨガ修行者の眠り、そして意識状態を移行する力に気づき、創造力や才能を増幅させるのに使っていたのでしょうか。とても気になるところです。私たちには皆それぞれ特有の才能があります。意識状態が移り変わる瞬間に意識を保つことが、その特別な才能を開花させる鍵となるのかもしれません。

神経科学者であり芸術家であるンケチ・ンジャカは、この移行の瞬間について私にこう説明してくれました。「半覚醒は、覚醒と睡眠のあいだに存在するはざまの瞬間です。思考が眠気の影響を受けはじめると半覚醒がはじまり、意識が消えると半覚醒は終了します。この移り変わりの段階は数分しかつづかなく、明晰な思考、明晰夢（夢だと自覚しながらみる夢）、幻覚などが現れることもあります。この体験は、レム睡眠中にみる夢と比べて没入感が薄いもので、芸術家たちが独創的な表現力を膨らませるための拠り所となってきました」[19] 練習を重ねることで、この移行の瞬間を認識し、そのあいだ意識を失うことなく保ちつづけられるようになります。

この移行の瞬間はまたトゥリヤへの入口でもあります。スワミ・ラクシュマンジューはこの移行の瞬間、つまり「はざま」について、*Kashmir Shaivism: The Secret Supreme*［カシミール・シヴァ派：最高の秘密］でこう説明しています。「このはざまは覚醒状態と夢をみる状態の合流地点である。夢をみる状態と夢のない深い睡眠状態、そして夢のない深い睡眠状態と覚醒状態との合流地点も存在する。合流地点は扉、つまりトゥリヤへの入口にすぎない……この合流地点はトゥリヤのスタート地点として知られている。この合流地点に入ることで、望む者はあらたな世界へと足を踏みいれる。覚醒状態でも、夢をみる睡眠状態でも、深い睡眠状態でもない第4の世界へと」[20] ラクシュマンジューはさらに、この状態へ入るための方法についても語っています。ラクマンジューは胸の中心に集中しなければいけないと言っているものの、どうやっておこなうのかについては触れていません。そしてラクシュマンジューが言う「中心」は胸の一か所だけではありません。これは流派によって秘密として守られてきた教えのひとつで、弟子に一対一で、またはごくわずかな人々に伝えられてきたと考えられます。またラクシュマンジューが残した文書によると、就寝時にこれを練習すると、夢のない深い眠りにつけるそうです。本書の就寝時の儀式を練習する意味もなおさらありそうです。

就寝時の儀式をおこなう前には、心の目覚まし時計をセットする練習を数日間おこなうことをおすすめします。就寝時の練習では、常に起きている自分の一部を探求していきますが、心の目覚まし時計をセットする練習をしておくことは、この就寝時の練習を取りいれるのにとても役立ちます。私はこの方法を20年以上前に習得してから、実際の目覚まし時計を使うことがほとんどなくなりました。

心の目覚まし時計をセット

眠りにつく前に、そのときの時刻を確認します。目を閉じ、目の前にアナログ時計があり、確認した時刻になっているのを想像します。時計の針が起きたい時間まで動いていくのを想像します。時計の針をその時刻で停止させ、心のなかでこう繰り返します。「私は___時に目を覚まします」。この練習のポイントはゆだねることです。競争するものでも、完璧を求めるものでもありません。どうなるか好奇心を持ちながらも、一晩中時計を確認しつづけないようにしましょう！

神聖な扉

ここまで「思考が胸と一体化」、「胸の中心に集中する」という考えについてみてきました。こういった教えは、ヨガニドラ状態へ至るための秘密へ私たちを導くものです。次にヨガの八支則の後半4つを見ていきましょう。プラティヤハーラ（感覚をひっこめる）は、プラーナヤーマとダーラナーを結ぶ橋のようなものです。[21] そして集中（ダーラナー）から、一点集中の瞑想（ディヤーナ）へと移り、願わくば煌めく無限の自分自身（サマーディ）と統合していきます。

超越的な意識へと近づく力が秘められた集中ポイント、すなわち扉は、4つ存在します。

1. 眉間（ブルマディヤ *bhrumadhya*）：ここは覚醒の中心と言われています。
2. 喉のくぼんだ部分（カンタ・クパ *kaṇṭha kupa*）：ここは夢をみることの中心と多くの流派で考えられています。明晰夢や神聖な夢をみるために、喉に集中することがよくあります。

3. 胸（フリダヤ *hridaya*）[22]：胸のエネルギーセンターを集中する対象として特別扱いする流派もあります。その流派の実践者たちにとっては、胸のエネルギーセンターで休息しない限り「正しい」ヨガニドラではありません。胸に自らの意識を置くことからはじめる瞑想では、未知を知り、自己治癒力を高められると言われています。
4. 子宮：子宮のあたりは、偉大な空間、変遷、想像力、そして繁殖力の場所と昔から考えられてきました。大いなる母の象徴で、宇宙全体を包含すると言われています。また子宮と胸とのあいだにはエネルギーのつながりがあります。胸と子宮とのあいだを「光の川」のように経路がはしっています。[23] この練習では、骨盤のあたりに意識を向けていきます。自分が思う性別や、子宮を摘出済みであっても関係なく、誰でも試すことができます。幾人かの受講生は、胸とのつながりについて、それを聞く前から感じていたと言っていました。これはまさに練習から学ぶということだと思います。

私は自身の体験のなかで、各扉にはそれぞれ探求に値する特有のすばらしさがあると感じてきました。そして最初の3つの扉がサマーディへつながると、複数の教えでも伝えられています。自分で実験してみることをおすすめします。深いリラックス状態に至ったあとに意識をそれぞれの場所に休ませ、メモを取り、自分自身の体験から自分の結論を導きだしましょう。ヨガニドラを教える立場であれば、このような実験をしてみることは必須です。これについてはまた後の章で説明していきます。そして以降の章では、明瞭さや智慧、そして常に支えられているという確かな信頼に近づくための練習法についても紹介していきます。それはどのように作用するのでしょうか。いまから見ていきましょう。

能力を目覚めさせる

自分より偉大な存在に突然つながった感覚がするとき、ひらめきや独創的なアイデアがいくつも「ダウンロード」のように降りてくることがあります。このようなダウンロードは、その瞬間にあるとき、またはエジソンのようにひとつの状態からもうひとつの状態への移行時に意識を保ちつづけているときに起こります。宇宙的な意識に届くと、無限にあふれだす智慧の源泉につながれるようになります。この瞬間が起こるのは、自然や静寂のなかで過ごすとき、夢をみているとき、瞑想やヨガニドラ、ランニング、またはダンスをするなど、自身がその瞬間にあるとき。その機会は無限です。

『ヨーガ・スートラ』では、練習から得られる8つの超自然力、つまり超能力が、**シッディ**として示されています。例えば、五大元素をコントロールできるようになったり、自分を小さくまたは大きくしたりといったようなことです。おもしろそうに聞こえますが、このような能力はヨガの目的への障害となります。ヨガ修行者の道では、手放すことが最も大切で、こういった新しい能力に執着してはならないのです。また練習することも同様に大切です。ヨガや瞑想の練習で、このシッディについて語られることはあまりありませんが、もっと注目されるべきです。瞑想やヨガニドラを継続的に練習しはじめると、興味深い出来事が起こりはじめることは無視できません。2018年、経験豊富な瞑想者たちや彼らの神秘体験について研究がおこなわれ、科学者たちは以下について調べました。

> 科学者たちがそれまで不可能と考えていた知覚能力が少なくとも12種類、経験のある瞑想者たちによって証明されました。例えば、明晰夢や自覚しながらの夢のない睡眠をとる、知覚スピードや感度を上げるといったことです。今後、他の能力も証明されていくかもしれません。対象となった瞑想者の半数以上は、透視能力やテレパシー能力（物理的な方法では知りえない情報を知り、その事がのち

> に事実だと判明する）を一度以上経験したと報告しました。それだけでなく、その多くの瞑想者たちはその体験が「比較的心地よい」そして「とても意味があるまたは重要である」と感じたのです。[24]

ヨガニドラの練習が異なるコーシャや意識状態、そして脳波状態を同時にたどっていく練習であることを思いかえせば、人々がヨガニドラを「普遍的」、「超越的」、「虚空への旅」などと表現するのもしっくりきます。ヨガニドラの練習には魔法が秘められているのです。ここまで紹介した通り、移行の瞬間に意識を保つことで、無限の領域へとつづく偉大な扉へとたどりつけます。ヨガニドラの練習の尊さを感じながら進み、必要に応じて適格な師やセラピストの助けを得ることが大切です。

日常で超越的な力を手にするとはどんなことでしょう。それは、練習のなかで出会う内なる智慧や明瞭さを信頼する揺るぎない勇気を持つということです。その明瞭さを手に入れることができれば、鋭い集中力、そして自分の情熱やひらめきを探求するエネルギーを得ることができます。私たちの能力をみくびる人々など無視して、私たちは私たちよりずっと大きな存在に支えられているのだと気づけます。

基本の練習手順

多くのヨガニドラの流派には、実践者が粗雑な部分から微細な部分へ意識を移し、最終的には気づきやその瞬間にある状態、そして深いリラックス状態で休息できるよう導くための段階的な手順があります。師や流派によって特有の順序や作法があります。また、流派の経験や期待する結果、対象とするグループなどによって、ここで書かれているものより多かったり少なかったりします。

ここでは、よく使われる手順を、よく教えられる順序で、一般的な方法としておおまかに紹介します。ただし、その場に注意を払い、さまざまなツールを駆使して、そのときの自分や受け手の要望に応えることが大切です。教える立場の人にとって、練習を体現し理解しておくことが特に重要なのはこのためでもあります。

意識を肉体からさらに微細な存在や静止状態、そして空間の広がりへと、どう徐々に移していくのか気づいていきましょう。そして、この体験は必ずしも直線的ではないことを覚えておきましょう。心を開いて、柔軟に受けいれていきましょう。

事前練習。穏やかな動きやマントラ、呼吸などをおこない、体の緊張を解き、ゆだねていきます。思考を内側に向け、練習へ感謝を捧げます。時間を取り、練習の尊さを感じ、なぜ練習をするのか思いかえします。

リラックスし支えられている姿勢。シャヴァーサナや横向きによこたわるポーズ、リストラティブなポーズ、または完全に体が支えられている姿勢をとり、必要なプロップを足します。プロップは、めんどうがらず十分に使いましょう。これはヨガの3つ目の支則であるアーサナ、つまり安定していて力みのない「姿勢」をつくりあげることにつながります。

腹式呼吸。重要だけれどもよく忘れられがちなのが、無理せずがんばらずに呼吸をすることです。へそのあたりに意識を向け、息を吸ったり吐いたりするときに、そこが上がったり下がったりするのを感じていきます。練習を重ねるにつれ、静かでがんばらない、スムーズで深く、均一で途切れない腹式呼吸ができるようになります。[25] この呼吸への意識は、体の「休息・消化モード」のスイッチを入れます。ここでプラーナの広がりを意識することで、ヨガの4つ目の支則であるプラーナヤーマを感じられます。そして思考は安定した状態へ向かいます。

プラティヤハーラ。感覚を内側に引きこみ、外部からの刺激に向いていた意識をひっこめます。思考は静止していきます。これはヨガニドラの手順のなかで最も重要な、徐々に消滅していく行程です。聴覚、視覚、味覚、触覚、嗅覚をしまいこみ、そういった感覚への欲求が薄まります。カメがその手足を簡単にひっこめられるように、人も意識と感覚をひっこめられるはずだと言われています。[26] 私たちを精神的解放へ、そしてヨガの支則同士をつなぐ橋へと向かわせるのがプラティヤハーラです。

サンカルパ。決意や意図、アファメーションの確認です。サンカルパやアファメーションは、提案されるものを使うことがよくありますが、必ずしもそれを使う必要はなく、そもそも何も使わなくても構いません。ヨガニドラの状態が深まっていくと、サンカルパが解き放たれ、「何もしない」状態へと移行していきます。

体の体系的なリラックス。体の各部位をリラックスさせます。呼吸に意識を向け、体があなたのために呼吸しているという感覚を持ちます。がんばらず、何もしない状態です。私たちに呼吸をさせている外の力が存在することに気づき、呼吸という非自主的な動きにただゆだねます。

ビジュアライゼーション（視覚化）。特定の物事についてや光の点、マントラなどを心のなかでイメージしていきます。これはヨガの6つ目の支則、ダーラナー（集中）です。

意識を休ませる。上部のチャクラ、つまり胸、喉、眉間のひとつ、または、体の下部、つまり子宮のあたりに意識を向けます。ここでディヤーナ、つまり瞑想を体験できます。

ゆだねる。静寂と広い空間のなかに自分を溶けこませていきます。ここで私たちはディヤーナからできればサマーディ、ヨガの最終目的地へと移り、第4の状態（トゥリヤ）へと近づきます。第4の状態へは、運に恵まれていればたどりつけるでしょう。ここまでの手順すべてが、ここで完全にゆだねることへの準備となります。

戻ってきた自分を迎える。粗雑な次元へと意識を戻していきます。この行程では、空間的また時間的に自分がどこにいるのか再認識し、呼吸を深め自分に体があることを思いだします。意識が内から外へと移り、外の音を聞き、体を動かし、「いまの世界」に戻ってきた自分をあたたかく迎えましょう。

サンカルパ・スムリティ。練習の終わりから覚醒までの移行のあいだに、サンカルパをもう一度思いだします。

フリーライティングまたはジャーナリング。体験の理解を深め、記憶を長期的に保持（**スムリティ**）する力を養うために、体験を書きだしていきます。書きだすことはとても効果的な自己探求の練習になります。自分の深層心理を書きだし、練習から智慧を導きだすのです。

感謝と自己愛。練習に感謝し、自分を慈しみます。

それぞれの方針に関係なく、どの流派にも共通することがひとつあります。それは**ニドラ・シャクティ**です。Yoga Nidra Network（ヨガニドラ・ネットワーク）の創設者のひとりであり、*Nidra Shakti: The Power of Rest—An Encyclopaedia of Yoga Nidra*［ニドラ・シャクティ：休息の力——ヨガニドラ百科］の著者であるウマ・ディンズモア・トゥーリはこう説明します。**ニドラ・シャクティ**はサンスクリット語で直訳すれば「睡眠の力」です。これは、流派や方針に関係なく、どのヨガニドラでも使われる必須の要素です。ニドラ・シャクティは、すべての人そして神までをも深い睡眠へといざなう睡眠と休息の女神の、深い女性的な治癒力を示す正式な名称です。[27]

教えや練習の尊さとその大切さを心から感じていきましょう。研究し、熟考し、実験する。何かをおこなうとき、そのやり方に対する許可を乞うことはやめ、自分の体験をもとに結論を導きだしましょう。そしていつか練習のなかにある真実がすべてを解きあかしてくれます。得られる明瞭さ、智慧、安定のために自分を練習に捧げることが鍵です。練習こそが師であり、それがあなたを本当の自分へと導いてくれます。感謝の気持ちを忘れないようにしましょう。

第2部

ヨガニドラを迎えいれる

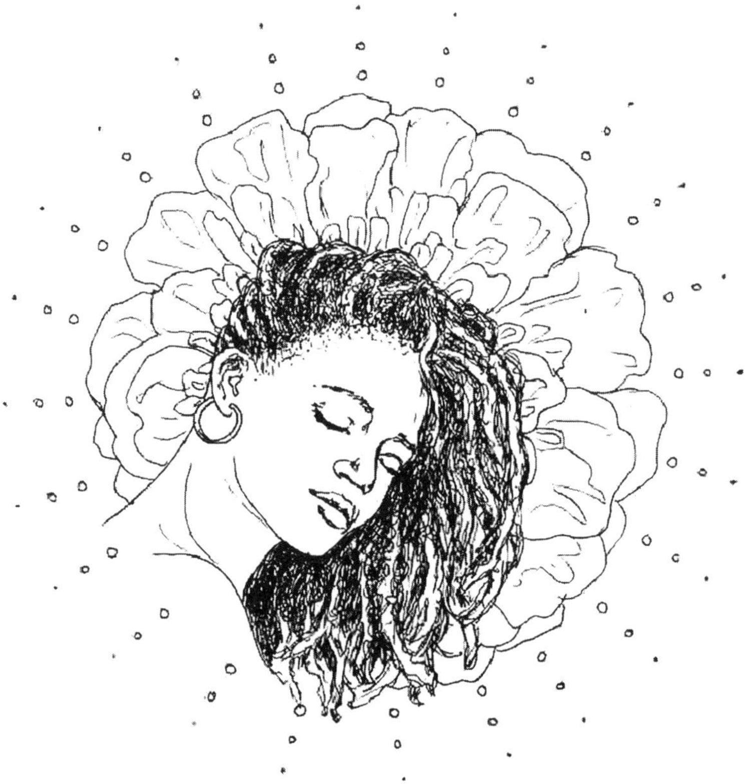

·3·

リラックスするという意味

深いリラックスの練習を重ね、それを教えはじめた頃に気がついたことのひとつは、多くの人にとって「ゆだねる」という行為が難しいということです。クラスには異なる人生経験を持ち、もしかするとトラウマも抱えている人が集まっています。それにも関わらずヨガ講師は、何も考えずにただ「ありのままゆだねてください」と指示をすることがよくあります。少なくとも日々の生活にはストレスがつきものです。そして時が経つと、ただ「ゆだねて」と指示してもリラックスできないほど心身に緊張がたまっていきます。

体や心に何年もかけて蓄積した緊張やこわばりを解くのは容易ではありません。「私たちの問題は、私たちの細胞組織に潜んでいる」と言う人もいます。デニス・ラバールは、著書*Issues in Your Tissues*［細胞組織に潜む問題］で、その意味についてこう語っています。「細胞組織に潜む問題」というのは、完全に感じきっていない感情、または強い感情を伴う思考のことです。それは体に残留したエネルギーのようなもので、長い時間をかけて蓄積し、はじめは緊張として溜まっていきます。そして、日々起こる出来事へ反応するうちにこり固まり、病気を引き起こしていきます」[1]

深い休息の練習は、私たちを体系的にリラックスさせ、慈しみを必要としている体の各部に意識を向けさせます。それは微細体を移動していく旅のようなもので、私たちの意識は、肉体、思考、そして信条へと広がっていきます。残念ながら、私たちは思考や信条といったものを自分と捉え、それに一生懸命しがみついてしまうことが多く、そういった行動は私たちが本当にやりたいことから離れた行動パターンにつながっていきます。マノーマヤ・コーシャを思いだしてみましょう。私たち自身が持つ不安や恐れや偏見が原因となって、他人がその人本来の力を発揮できないよう、私たちは何かしらにしがみつくことがあります。自分に権力があると特にそうなることがあります。これは社会的な人種差別や女性蔑視、他者への不当な扱いとなって現れますが、自分に危害が及ぶのでは、必要なものが不足するのではという恐れから自分を守ろうとする行為でもあります。

なじみがあり安全に感じる習慣や考えには、周りから強いられてきたものもあるでしょう。ですが、それがあなたを行きづまった状態にさせてはいないでしょうか。自分や他人に苦痛を与えるものであっても、ずっと信じてきた物事を手放すと自分が壊れてしまうと恐れているのかもしれません。なじみがあるものに頼れば頼るほど、私たちは成長できません。苦痛をリサイクルしているこの状態では、同じ教訓を何度も学びなおさなければなりません。このしがみつきは、自分の体や対人関係における緊張として、また人生を前へ進める能力の欠如として、生活のあらゆるところに現れます。そして人類全体に目を向けると、同じ歴史が繰りかえされているのです。ヨガニドラの練習のなかで、気づきとゆとりとを自分のなかのでつくりだす機会をさらに持てれば、人生にもそれが見える形で反映されていきます。

ヨガニドラによるトラウマ治療

私たちの多くがしがみついている緊張やストレス、そして負の感情エネルギーは、精神的トラウマと言われる、つらい体験や抱えきれない出来事に元をたどることができます。ヨガニドラをおこなってきたトラウマ経験者は、長い期間、定期的に練習することで、トラウマへのしがみつきをゆるめられた、とヨガニドラの有効性を証言しています。第1章でも触れたように、リチャード・ミラーは、ヨガスタジオの外でのヨガニドラ普及に大きく貢献してきました。ミラーは、iRest［アイレスト］という手法を病院や軍の基地、監獄、政府育児支援のヘッド・スタート・プログラムなど多くの場所に広め、ヨガニドラ実践者がすでに実感してきた効果が事実であり有効であることを裏づける証拠を見つけるよう研究機関の関心をかきたててきました。

トラウマや鬱、PTSDで苦しむ患者におけるヨガニドラの有効性についてあらたな研究がつづけられています。*International Journal of Yoga Therapy*［ヨガセラピー国際学術誌］に発表された2011年の予備研究において、戦闘関連のPTSDを抱える退役軍人たちが、8週間、週1度のiRestセッションを受けたところ、怒りや不安、感情的反応が減り、リラックス感ややすらぎ、自分の状態に気づく自己認識、自分ならできるという自己効力感などが向上したことが報告されました。[2] PTSDとトラウマは現在も研究がつづけられている複雑なトピックです。とはいえ、継続的なヨガニドラの練習により、生存者の肉体的、精神的、そして感情的な健康が向上するという理論やヨガの教えは、いままでの研究結果によりすでに裏づけられています。

PTSDや鬱、トラウマで苦しんでいるのであれば、それに有効な手段についてまず調べることが大切です。そして、その症状を理解しているだけでなく、それについて学んでおり、あなたの練習に合う方法や選択肢を薦めてくれる師を見つけることが大切です。精神的に押しつぶされそうになっている場合、セラピストのサポートは計り知れないほど貴重です。必要としている人のために所得に合わせたスライド制の料金制度で働くセラピストも近年、数多くいます。ヨガニドラを教える立場であれば、こういった症状についてさらに学び、自身のトラウマを見つけ、まずそれを治癒していくことが大切です。付録の資料も参考にしてください。

練習を取りいれやすくする9つのステップ

気持ちがざわつき、落ちつかず、深いリラックスやヨガニドラをするのが難しそうなとき、そういったやっかいな感情へ対処し、心にゆとりを与えるために試せることがいくつかあります。教える立場であれば、以下のような練習法を試してみることをお薦めします。そうすることで、必要とする人やコミュニティーに提供できるようになります。

1. 練習のあいだ、目を少しだけ開いておく。
2. 信頼できる人やペットと同じ部屋で練習する。
3. リラックスして欲しい体の部分に実際に触れる、またはそこを動かす。「絶対に動いてはならない」という考えを手放す。
4. 立った状態で練習する。(もちろん、できます。)
5. グループで練習するとき、一列や円形に並ぶのではなく、その部屋で一番安全に感じる場所を見つけたい、と講師に伝える。
6. 重みのあるウェイトブランケットを試す。大きなハグを全身で受けているように感じます。(注意：このようなブランケットは不安感を緩和すると言われていますが、逆に閉じ込められるように感じる人もいます。購入する前に試してみましょう。)
7. 完全な静寂が落ちつかないのであれば、清流や雨などの自然音、やわらかな風鈴の音、クリスタルボウル、ハンドパン、または自分が落ちつくと感じる音楽を試す。
8. あお向きで心地よさを感じられず、長いあいだあお向きでいられないのであれば、横向きに横たわったり、壁によりかかりドアが目に入る状態で目をうっすら開いたりなど、自分に合う姿勢を見つける。(95ページの「体勢(ヨガニドラの巣)を整える」も参考にしてください。)
9. 選択肢があることを覚えておく。不快に感じるのであれば、目をつぶる必要はありません。休憩が必要であれば部屋から出ることもできます。目を一度開けぼんやり見つめ、練習に戻ることもできます。自分の師と共に、安心できる居場所をつくりあげ、自分の内側の静寂を見つけていきましょう。不快に感じはじめたら、そこで練習を中断しても構いません。目を開け、起きあがって座り、心のなかで「これで練習を終えることにします」と言います。その後、数分の時間を取って、体験したことを書きだします。

安全なのか？

私たちの体では、ストレスの影響が長期間蓄積しがちです。そしてそれ自体が、慢性的な低レベルのストレスとなっていきます。どんなところからもストレスは発生します。要求の多い上司、大切な人とのけんか、子どもの保育先を見つける大変さ、健康上の不安、金銭問題、政治、満たされない基本的欲求、そしてトラウマ。有色人種や女性、LGBTQIAの人たちは、日々の生活を安全に感じられないことがあります。自分たちの安全は保証されておらず、意図的に否定されることもあるという情報が耳に入りつづけると特にそう感じることでしょう。自分をあたたかく受けいれてもらえなかったり、怠け者と決めつけられたり、抑圧されるような体験をしたり、ときに命が脅かされたり、自分の力を発揮させてもらえないような世界では、安心してリラックスできません。

最近の人種関連の問題を目にすることで、アフリカ系アメリカ人たちが生理学的ストレスの影響を引きずっているようだと、ある研究で示唆されています。ゲイル・パーカー博士は心理学者、ヨガセラピー教育者で、*Restorative Yoga for Ethnic and Race-Based Stress and Trauma*［民族・人種起因のストレスやトラウマのためのリストラティブヨガ］を著しています。パーカー博士は、人種に起因するストレスやトラウマはPTSDとは異なることを私に再認識させてくれました。「PTSDは、命が脅かされる出来事、そしてその個人がふり払いきれないトラウマになるような出来事によって引き起こされる精神疾患とみなされています。一方、人種に起因するストレスは、トラウマになるような経験ではあるものの、感情的な痛みを引き起こす人種関連の出来事によるものです。命を脅かすものではなく、PTSDと異なり何度も起こり、長く持続し、蓄積していくものです」

そしてそれは、数世紀にもわたって祖先たちから受けつがれてきた各世代のトラウマとさらに合わさり、複雑化していくとパーカー博士は言及します。「常に警戒態勢を敷くように命じられてきた神経系にとって、リラックスややすらぎといった感覚が脅威と捉えられることがあることを、有色人種の人たちは覚えておくべきです。

そのため、リラックスすることを学ぶことは、はじめはストレスに感じ、習得に時間がかかります。人種によるストレスやトラウマを直に感じている人々は、限界までがんばるべきではありません。静止した状態のなかで安全に感じられることを目標とするべきです。トラウマの負の連鎖を断ちきるため、私たちは自分の人種や民族にもつながる癒やしを自分にほどこしていく必要があります」[3]

どのくらい昔まで、自分の家系図をたどれますか。一部のネイティブアメリカンのあいだでは、私たちの行動は過去に7代、未来に7代影響を及ぼすと信じられています。遠い昔の祖先に会ったことがなかったとしても、祖先からの血筋は私たちを形成するものです。たびたび自分のものじゃないような、精神的苦痛や落ちつきのなさを感じることがあります。「自分のものじゃない」ような痛みや悲しさを感じることがあると訴えた受講生もいままで数多くいます。私たちは、過去の膨大な体験から成りたっています。私たちの誰もが、ある種のトラウマをDNAレベルで抱えているのです。であれば私たちは、自分の前に生きてきたすべての人々の愛と希望、そして祈りも受けついでいるはずです。大切な人が近くにいるように感じたり、祖先に「支えられ守られている」と感じたりしたことがあると言う受講生も数多くいます。

癒やしの輪に祖先を招待することが役立つかもしれません。癒やしと休息を、自分の家系を取りかこむように広げていくことは、私たちの前に生きてきた人々を許し、癒やし、称える効果的な方法です。その祖先のことを知らなかったり、その祖先から苦しめられていたり、その祖先が大勢の人々に意図的に苦しみを与えたと知って苦しんでいたり、祖先との関係は複雑なものになっているかもしれません。そのため、*Ancestral Medicine*［祖先からの薬］の著者ダニエル・フォアが言うところの「心根がよく、賢く、親切で、愛のある祖先」とつながることからまず始めてはどうでしょう。[4] これは、すでに親近感を抱いている人物とつながることを意味します。思いつく人が誰もいなければ、ペットや守護天使、神様、または私たち全体の最も古い祖先である地球や月、太陽、

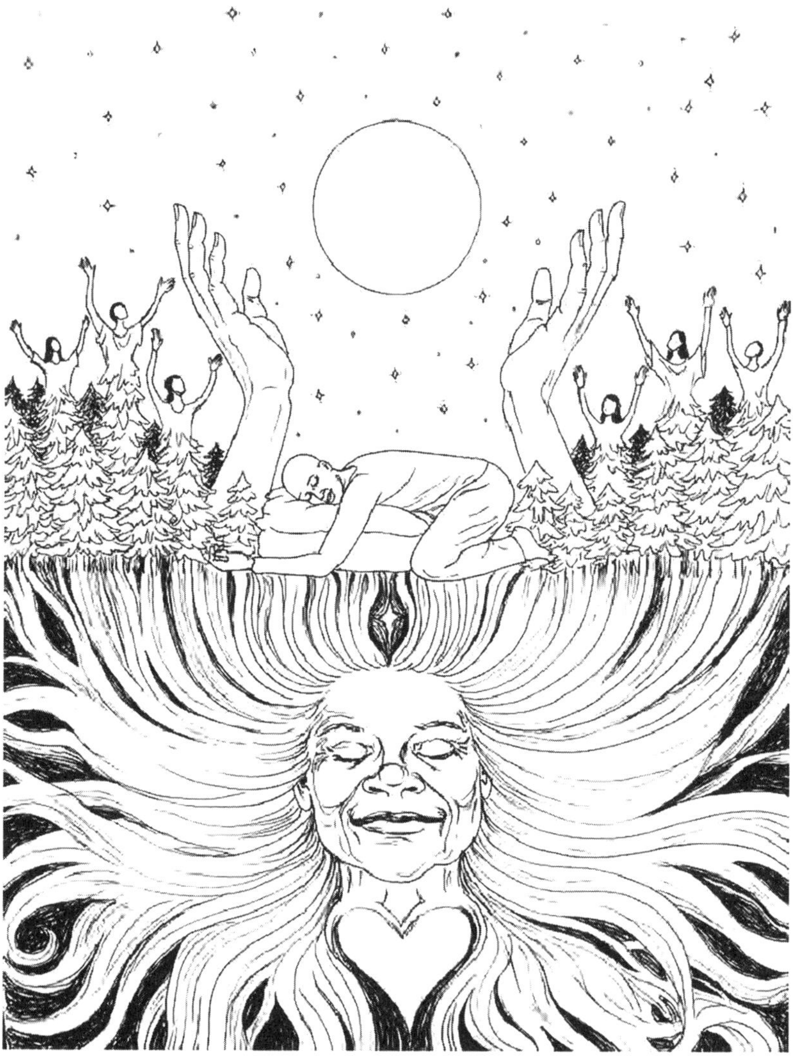

星でも構いません。

エネルギーは癒やしの思いや祈りに追従し、愛は直線的な時間や空間の限界を超え、想像が及ぶ限り遠くまで広がります。祖先を招き、祖先に支え守ってもらいながら練習することで、支えられている感覚を広げることができます。また、家系図全体に癒やしを広げていける可能性もあります。

オクタヴィアの話

オクタヴィア・ラヒームはヨガ講師であり*Gather*［集結］の著者でもあります。祖先を招いてヨガニドラで一緒に休息することは、とてもパワフルな体験だと彼女は言います。

動かないヨガ（リストラティブ、ヨガニドラ、瞑想）を練習しはじめたとき、私は落ちつくことができず、そのことは自分でも衝撃でした。止まることに対する抵抗が自分のなかにあったのです。もし自分が横になると何か悪いことが起きるのではないかという恐怖心さえ感じていました。休息しているあいだに「見つかってしまう」のではないかと心配しているかのようでした。

そして私は、自分が受けた心理的な条件付けを思いだしました。「**オクタヴィア……あなたは、人の倍働いて、倍すばやく動いて、倍睡眠を削らないといけない。そこまでやれば、もしかすると、他人の半分ぐらいはチャンスが手に入るかもしれない**」この条件付けは、私の母から、そしてそのまた母、そしてそのうえの母からくるもので、彼女たちの実体験からできあがったものでした。

私の落ちつきのなさは、休息の仕方がわからない、そして休息する家族の姿を見たことがない、という気づきをもたらしてくれました。私は、当時のリストラティブなヨガクラスで横たわると、何度も姿勢を変えずにいられないような人間でした。「何もしない」という居心地の悪さから冷や汗まで出そうになるほどでした。自分の落ちつきのなさは、自分の人生だけでなく、私に命を与えた女性たちの人生の深刻な疲労感から来ることを直感的に感じました。静止していることで、何世代分もの、骨の芯まで達するような祖先の疲れを自分が抱えこんでいたことに気づくことができました。

大げさに聞こえるかもしれませんが、米国では黒人女性が、ゾラ・ニール・ハーストンが言うところの「社会のロバ」のように扱われてきたことが、家系史や歴史、そして文化のなかで語られています。子を産み、家でも畑でも働き、エネルギーや呼吸、そして人生が燃えつきるまで働きつづけ、苦しみ、労働を強いられてきた女性たち。

リストラティブヨガやヨガニドラ、または瞑想をおこない、「内側」に入っていくと、疲れはてている自分に出会います。そしてその自分を休息に誘うのです。私にとって、働くことは簡単です。けれども、休息するためにはひたむきな練習が必要です。そして休息するときは、生きているあいだひっきりなしに働きつづけ、自分が疲れていることも認められなかった祖先たちも招待します。休息する機会を持てなかった、私のなかにいる女性たちに敬意を示しながら、私は休息します。[5]

· 祖先による癒やしの輪 ·

［5分間］

練習するときに祖先を称えたい気持ちがあれば、ヨガニドラをおこなう前に、以下の方法で祖先を敬い、守ってもらえるようお願いすることができます。

1. 心地よい姿勢で横になります。息を吸ったり吐いたりするときにへそのあたりが上がったり下がったりするのを感じます。床などに横たわる自分の体を感じます。

2. 足の指先から頭まで体全体をスキャンするように認識していき、床との接点はどこか確認していきます。その接点を感じていきます。
3. 次に、床に接していない体の箇所をスキャンするように認識していきます。
4. それぞれの箇所が集合体となった体全体を感じます。
5. 体のまわりに光のバリアを円形に描きます。
6. 親しみを感じ、支えてくれそうなエネルギーを持つ守護天使や祖先を招待します。善意や愛のエネルギーを持つ人だけを呼びましょう。来てくれた人々に、支えと保護の層を、先ほどの光のバリアの周りにつくってもらいます。
7. 祖先たちが、あなたを取りかこむスペースの浄化を手伝ってくれているのを感じます。自分は守られているのだと感じ、それを理解していきます。

少し時間をとって、すべての祖先と彼らを癒やすことへ練習を捧げます。彼らが辛抱強く生きてきた人生、そしてあなたが生まれるために必要だった一つひとつの人生に感謝します。生きていること、そして呼吸していることの奇跡に感謝します。その奇跡を、ひと呼吸ごとに感じます。呼吸し、休息し、力を発揮することは自分に与えられた生まれながらの権利であることを思いだします。大地、守護天使、そして祖先からの支えを感じます。3分間、自分の呼吸に意識を置き、へそのあたりが上がったり下がったりするのを感じ、自らをゆだねて、支えてもらいます。自分は祝福され、導かれ、支えられ、守られていることを認識します。

自己への問いかけ

1. 祖先や自分の家系とどんな関係を持っていますか。
2. 自分の家系にはどんなトラウマが存在していると認識していますか。

3. あなたの前に生きていた人々を想像したとき、どんな感情が湧いてくるでしょうか。数分または好きなだけ時間をとり、自由に書きだします。
4. 祖先の人生や、未来の祖先となる人々の人生にどうやって敬意を示すことができるでしょうか。

まだ練習中の休息

私たちの多くは、リラックスしてゆだねるのは危険だと発するDNAを持っています。近年、後成遺伝学において、人生や生活におけるさまざまな要因（食事や運動、トラウマさえも）が元で、遺伝子が有効または無効になり、DNAが変更されることが解明されつつあります。2018年の研究で、捕虜として苦難を経験したアメリカ南北戦争時の連邦軍兵士たちの息子たちが、捕虜になった兵士たちの娘たちや捕虜にならなかった兵士の息子たちと比べて、若くして死ぬ確率が高かったことがあきらかになりました。この研究では、息子たちの寿命に影響する可能性のある他の要因は制御されており、父親たちのトラウマが遺伝子に影響を与え、それが息子たちに伝達されたのだと結論づけられました。[6]

安心感の欠如はまた、祖先の生い立ちとも関係があります。戦争や奴隷、殺りく、ナチスによる大量虐殺、家庭内暴力、そして知るよしもない出来事など家族の歴史を紐解いていくと、自分自身や周囲への理解や同情が芽生えてくるでしょう。練習で現れるどんな自分のことも称える最善の方法を見つけ、自己愛によって自分を力づけることが鍵です。自己愛は、周りに押しつけられた限界を飛びこえるための糧となります。

オーストラリア在住のヨガニドラ講師であるソニアは、ヨガニドラの練習はあらたな可能性に出会う手助けとなったものの、完全にゆだねるのはいまだに難しいと言います。スコットランドの労働者階級の家庭に1970年代に生まれたソニアの家庭環境は、混沌とした難しいものでした。

私の母方の祖先たちは何世代もスコットランドやアイルランドで家事使用人として働いてきていて、それは厳しい天候下では特に大変な稼業でした。私にはいつも知的好奇心がありました。でもどこの生まれか考えなさいとよく言われました……そして、「自分の立ち位置より上に行ってはならない」と言われたのです。ゆだねたり、休息したり、やすらぎを感じたりすることは、すべて（祖先たちにとって）難しかったように、私にとって難しいことです。簡単にできることはほとんどありません。私は、一生懸命働くよう育てられたのですから。立ちどまって休息するようには育てられなかったのです。私は、自分の要求を周りに伝えることを、まだ練習している途中です。

ヨガニドラの練習を通してソニア自身学んでいる通り、ソニアには休息し、ヨガニドラがもたらす恵みを受けとる権利があります。ですが、ソニアのなかにはまだ抵抗が残っているのです。自分のなかにある抵抗を認識し、ヨガニドラの練習や生活のなかでそれがどのように現れるか気づいていくことが大切です。

自己への問いかけ

少し時間をとり、以下の質問について考え、その答えから練習に役立てられそうなことがあるか確認しましょう。

1. 休息を取り、自分をいたわり愛することについてロールモデルとなる人はいますか。もしいるのであれば、それは誰でしょうか。
2. 休息することの価値と、それを生活の一部としておこなう能力について、どういった意見を聞いてきましたか。
3. どんな習慣や意見、そして抵抗により、練習に「没頭する」ことが妨げられてきましたか。
4. 自分の行動により、自分の家族における休息やセルフケアのとらわれ方を変えられるとしたら、何からはじめますか。

リラックス反応

闘争・逃走反応という言葉を聞いたことがあるでしょうか。危険を感じた体が心拍数や呼吸数、血圧、代謝率、そして筋肉への血流を上昇させるためのホルモンや化学物質を分泌し、自己防衛または逃走するために準備している状態です。この生理学的なストレス反応は、進化の過程で生き残るために必須でした。ですが、現代生活ではこの反応が、満杯になった受信箱のようなありふれた日常の出来事により引き起こされています。PTSDやトラウマを持つ人々は、血圧や心拍数が上昇したこの状態にある時間が長く、闘争の準備ができています。そして時に、その状態を解除するのが難しいことがあります。

現在ハーバード大学医学部心身医学研究所の名誉所長であるハーバート・ベンソン医師は、1975年に*The Relaxation Response*［リラックス反応］という革新的な書籍を発表しました。瞑想者たちを対象とした研究で、ベンソン医師は、人間が、交感神経に支配される闘争・逃走反応モードからスイッチを切りかえ、副交感神経が支配する休息・消化モードに移行できることを発見したのです。これをベンソン医師は「リラックス反応」と呼びました。[7] #selfcaresaturdayというハッシュタグがはやる何十年も前から、ベンソン医師はセルフケアについて話し、ヨガ修行者にとって何千年も前から当たりまえだったことを科学で裏づけていたのです。

休息・消化状態にあるとき、体は治癒・再生し、体でも心でも消化が起こります。横になりシャヴァーサナで心地よい姿勢を取るとき、自分のおなかが鳴るのに気づいたことがあるかもしれません。これは体が休息・消化モードに移行している明らかなサインです。

ベンソン医師は、このリラックス反応を起こすためにはいくつかの要素が必須であることを研究のなかで発見しました。

・静かな環境
・心のなかでまたは声をだして繰りかえし唱える祈り
・快適な姿勢
・「指導者のテクニックの善しあしを気にせず、思考が散漫にならないようただ集中する」という受け身の態度。[8]

ベンソン医師が言う要素のほとんどは、ヨガニドラの練習で自然におこなうことです。つまりヨガニドラの練習は、心拍や呼吸といった意図的に動かされることのない肉体機能をつかさどる自律神経に影響を与える方法を探究するためのツールとなるということです。

ヨガニドラでは、ひとつ目のステップとして体を感じ、呼吸へ意識を向けることをおこないます。深い休息の練習をするときに、リラックスしすぎて眠りに落ちてしまうのも不思議ではありません。たった10分から15分の深い休息を取る――特にリラックスへ至るためのはじめのステップで、呼吸に意識を向け、意識を内側に向けていく――だけで心配事やストレスが減ったように感じられます。副交感神経が優位になり、体をゆだねてよいのだと感じます。

陰ヨガ、リストラティブヨガ、穏やかなヨガ、サウンドバスなどと同様にヨガニドラはヨガスタジオで人気を集めつつあるクラスのひとつです。休息、そして自らのなかにある静かなダイナミズムへのつながりが必要なことを世界はわかっているのです。受動的な練習法を広める役目を負っていると感じる人にとっては、休息を取り、しっかり時間を取ってひたむきに練習することが何より大切です。これは居間で家族や友達と一緒に練習するときも、100人を前に練習するときも同じです。教える立場の人が育みややすらぎ、落ちつき、静寂といった月のような波動を体現してはじめて確かな深いリラックスの体験を伝えられるようになります。

練習を受ける側がやることは、何かを「おこなう」ことを放棄し、ヨガニドラの恵みを受けとりながら、自分の魂、つまり本来の自分へと誘導されるだけです。さまざまな流派の教えを混ぜあわせたヨガニドラを伝える、Tri-Beingの創設者ジョン・ボスラーはこう語っています。

> これは何もしない練習、つまり引き算の練習で、あなたは何もする必要がなく、何も起こす必要もありません。あなたが体験をつくりあげるのではなく、あなた自身が体験であり、あなた自身が魂の波動なのです。[9]

自己への問いかけ

少し時間をとって、最もやすらぎを感じる物や環境について考えます。時間をとって以下の質問に答えながら、自分とやすらぎとの関係について考えていきましょう。

1. リラックスしているとき、自分の体がどのように感じるかを説明してください。
2. やすらかな気持ちになるために自分の周りに必要なものを3つ挙げてください。
3. やすらかな状態に戻るための祈りの言葉やマントラは持っていますか。
4. いままで訪れた場所で、自分のなかのやすらかな感覚を呼びだしてくれる場所はありますか。その場所の詳細を書きだす、またはそこについての詩や絵を描いて、その場所にあるやすらかでのんびりとした要素を思いだしましょう。

以下の練習法は、緊張が体のどこにあるのか確認するのに役立ちます。また、長めの練習をする前に、体のどこに追加のサポートが必要なのか確認するのにも役立ちます。シンプルですが、体のなかにある抵抗にスポットライトを当てる、効果的な練習法です。

・体へ意識を向ける練習・

［5分間］

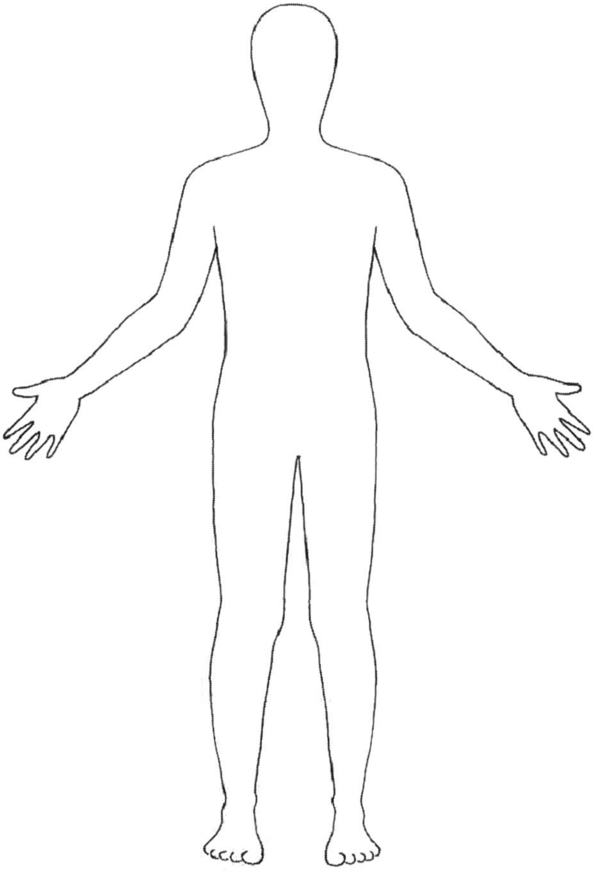

この練習を始めるときと終わったあとの感覚を覚えておきましょう。体への気づきと理解を深めるために、この練習を数日間継続しておこないましょう。

1. 横になり、シャヴァーサナ（亡骸のポーズ、195ページ）の姿勢を取ります。呼吸に意識を向けます。息を吸うときにへそのあたりが持ち上がり、吐くときに下がるのを感じます（2分間）。

2. ゆったりとした呼吸とともに、意識をゆっくり体にめぐらせていきます。足の指先から頭までスキャンするように意識をめぐらせ、足先から数呼吸ずつ各体の部位でとどまります（3分間）。
3. 体のなかのどこに緊張があるか気づいていきます。緊張がある部位に呼吸を送ります。そこをやわらかくし、力を抜きます。どこに緊張を感じたのか覚えておきます（1分間）。

72ページにある体の輪郭図にメモを書きこんだり、自分の日記帳やノートに体の図を描いていきます。緊張やこわばり、つっぱりを感じた場所はどこでしょうか。痛みを感じた場所はどこでしょうか。流れがとてもよい、またはとても自由があると感じた場所はどこでしょうか。体のある部位に意識を向けたとき、特定の感情や思考が浮かんできましたか。自分の呼吸についてなにか気づいたことはありますか。

プラティヤハーラ――必須の行程

ヨガの5つ目の支則であるプラティヤハーラは、外の世界に向いていた注意をしまいこみ、自分の内側の世界へと向けていく能力です。ヨガニドラにおける最も重要な要素でありながら、最も探求されていない分野のひとつです。プラティヤハーラは、自分の内側の煌めきに触れるための橋のようなものです。私たちは、視覚・聴覚・触覚・嗅覚・味覚の五感という扉を通じて情報を受けとっています。そしてその感覚は通常、私たちの注意を外へ向けさせます。ですが練習を通してそういった感覚を内側へ向けることができます。感覚をコントロールして内側に意識を向けられるようになると、深い練習の基礎をつくりはじめることができ、気づきへのあらたな扉を開くことができます。

私が深いリラックスの練習をしはじめた頃、よい練習をするためには、完全に静かで平穏な環境が必要だと思っていました。家にいる誰かが音を少したてただけでもいらだっていました。自分がコントロールできない周囲の状況をどうにかしようとすることをやめ、それに対する自分の反応を変え、2人の子どもが走り回っていても練習できるぐらい内側に深く入っていけばよいと気がつくまで、なかなかうまくできませんでした。しばらくたつと、外部の雑音が聞こえなくなりました。プラティヤハーラの能力を伸ばすことは、ヨガの木を支える大切な支則のひとつです。主夫や主婦、騒がしい環境に住んでいる人にとってはなおさら大切です。この支則は、ヨガニドラと同様に私たちを深い体験へと導きます。そして、プラティヤハーラを学ぶために時間を費やすのは十分価値のあることです。プラティヤハーラの力を目覚めさせる次の練習法を試してみましょう。

「体へ意識を向ける練習」での学びをもとに、どんなプロップ（ブランケット、ピロー、ボルスターなど）を近くに準備しておきたいか考えます。自分の体を支える最適な方法についてのメモを見返し、試してみましょう。体に不快感があると、意識を内側へ向けることが難しくなります。

・プラティヤハーラの練習・

［10–15分間］

1. シャヴァーサナ（亡骸のポーズ、195ページ）で横になるか、目を開けた状態で椅子に座ります。息が鼻から体に入り、体から鼻を通って出ていくのを感じます。鼻の内側の皮膚が息になでられるのを感じ、呼気と吐息とのそれぞれの温度、そしてふたつの温度の違いを感じます（2分間）。
2. 二又の意識状態へ移行していきます。呼吸をする自分と、それを違うところから映画のワンシーンのように見ている自分とにそれぞれ意識を向けていきます。
3. 呼吸に意識を向けつづけ、へそのあたりが息を吸うときに上がり、吐くときに下がるのを観察します（2分間）。目を開いたまま、自分がいる場所の周りに何が見えるか確認していきます。

4. 目を閉じて暗さを確認していきます（3秒間）。それから、ゆったりと目を半開きにし、入ってくる光を確認します（3秒間）。
5. 目を開いたり閉じたりするときの体の感覚を味わっていきます。目を閉じ、まぶたの裏側に広がる暗闇を見ていきます。（安心感があり、そうしたければ）アイピローを目の上にのせます。暗闇のなかで意識を休ませます（2分間）。
6. 目を閉じたまま、腹部が上がったり下がったりするのを感じます。呼吸している自分を感じつづけ、同時にその呼吸している自分を見ている自分がいることに気づきます。気づきがあることを意識していきます（2分間）。
7. 音に注意を向けていきます。一番遠くに聞こえる音に耳をすませます（30秒間）。
8. 気づきがあることを意識しつづけていきます（30秒間）。
9. ある音から別の音へ、また他の音へと意識が移り、その音の出所を考えることはせず、ただ意識を動かしていきます。音へ向いていた意識を少しずつ、自分の方へ近づけていきます。呼吸の音、心臓の鼓動の音、そして体を流れる血や液体の音を聞いていきます。そして音への意識を消滅させていきます。すべての音が遠のいていきます。円の中心に自分がいて、すべての音がその円の外側にあるように感じます（2分間）。
10. 床に横たわる、または椅子に座る自分の体を感じます。床や椅子に触れる体の各部分を確認していきます。体をスキャンするように、床や椅子との接点を見つけていきます。各接点をゆっくり実感していきます。体が地球から、それらの接点を通して磁石のように引っぱられるのを感じます（2分間）。
11. 体と床とのあいだにあるスペースを感じていきます。そして体の周りのスペースを感じます。体の周りのスペースを自分の一部として感じていきます。意識を保ちながら休息します（2分間）。
12. 自分の一部は自分の体ができあがる前から存在していたことを思

いだします（1分間）。

13. 世界が誕生したときに自分の一部が存在していたことを思いだします（1分間）。
14. 自分は永遠であると認識しながら、意識を休ませます（1分間）。
15. ゆっくり戻ってきます。自分の周りの音に心をとめていきます。
16. まだ体を動かさないで、意識を再度、体に向け、呼吸を深めます。
17. 呼吸をしている自分の体に気づきます。自分はどこにいるのか、どこの部屋や建物にいるのか思いだしていきます。戻ってきた自分をあたたかく迎えます。
18. 目をゆっくり開け、3分間かけて感じたことや思ったことを自由に書きつづり、練習を締めくくります。

感覚をひっこめ、あらたな空間へ意識を移していくとき不安を感じることがあります。必要と感じる場合、体の周りに保護バリアを追加することができます。以下の練習法が役立つでしょう。

・エネルギー保護バリアの練習・

［5分間］

グループクラスやなじみのない練習場所といった環境において、自分の周りに保護バリアをつくりあげることで、守られている感覚が得られる練習法です。

1. ヨガニドラをおこなう姿勢に落ちついたら、目を閉じ、自分の体の周りにエネルギーバリアの円を頭のなかで描きます。この円の素材は水や月光、愛のエネルギー、あなたを育んでくれると感じる物質であれば何でも大丈夫です。[10] この円が癒やしの力をあなたに向けて放っていると感じます。それに包まれているような感覚、癒やしの波動に浸っている感覚を持ってもよいでしょう（1分間）。
2. 次に、先ほどの円の外側にもうひとつ円を描きます。この円は他

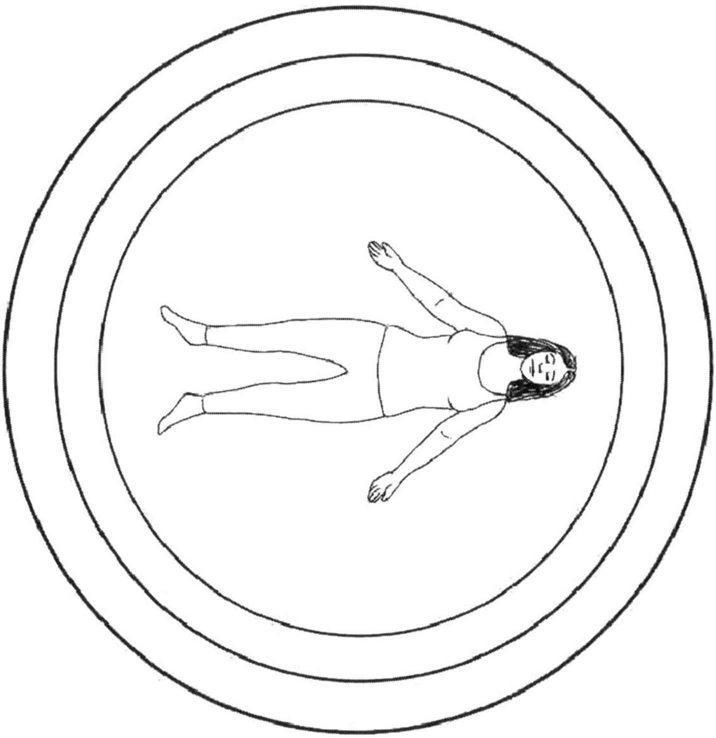

人が発する不要なエネルギーから自分を完全に守る円だと想像します。炎や白い光など、好きなものでできた切れ目のない円を思いえがきます（1分間）。

3. 自分の周りに3つ目のエネルギーバリアの円を思いえがきます。この円は、練習の妨げになるあらゆる思考からあなたを守ります。いまはそのような思考を円の外側に置いておきます。どんなことをしても練習の妨げになる思考は中に入ることができません。そういった思考は中和され、あなたの周りの円によって停止されているのを想像します（1分間）。
4. 3つの円の中心にいる自分を思いえがき、感じ、守られていてやすらかな感覚を味わいます（2分間）。[11]

自己への問いかけ

自分のいままでの人生や血筋、そして社会的地位は、自分には何ができるか、そして自分は何を得られるかという信条をつくりあげてきた情報に大きく関与しています。そいうった要素はまた、生まれながらに権利を持つ豊かさ、力、そして本当の自由に手を伸ばす能力にも関わっています。一切あなたのせいではありません。自分のためにこれまでとは別の想像をし、あらたなスタートを切ることができます。

自分の可能性を信じながら生きていくのがどんな風になるのか怖いかもしれません。タントラの教えでは、世界の変化を期待するのであれば、自分のなかの小宇宙からそれを始めることができる、と言われています。自分のエネルギーや考えを変えていけば、人生の展開に変化をもたらすことができます。これは魔法の思考法なんかではありません。自分のゴールを明確にし、自分の力を最大限発揮する、という生まれながらの権利をどう行使していくかはっきりと思いえがくことです。

1. 十分に休息できていたら生活のなかのどんなことが変わるでしょうか。3つ挙げてください。
2. 過去12か月のあいだ、休息の価値について何を学びましたか。
3. 自分の時間やエネルギーを注ぎたいと思う、楽しいことを3つ挙げてください。
4. 自分には深い休息をとる資格があるでしょうか。それはなぜでしょうか。細かく説明してください。
5. 上の質問で、もし自分には深い休息をとる資格がないと感じるのであれば、いままでの人生で休息をしたりリラックスをしたりしたために残念な結果となった体験や出来事はありますか。
6. 休息することを継続的な練習として取りいれるために、自分自身何ができるでしょうか。またその目的のために周りの人にどうサポートしてもらえるでしょうか。ヨガニドラの練習にあてることのできる無駄な時間はあるでしょうか。

休息への誓い

休息し、リラックスし、魂を目覚めさせるという生まれながらの権利を行使する準備ができていると感じるのであれば、休息の誓いを自分にたてることができます。以下は、そのような誓いをつくり、自分用にアレンジするための提案です。自分の日記やノートに自分の誓いを書き、それに触発されたアート作品をつくり、額に飾り、自分の祭壇に飾ってもよいでしょう。

> **深いリラックス、休息、そして自由は生まれながらの権利であることを認識します。自分の最も深い部分へとつながる練習に徹します。人生の移行期において、がんばりすぎずに気づきを持ちつづけます。すべての移行の瞬間は、真実、力、そして智慧へとつながる神聖な扉であると認識します。**

私はこの練習をおこないます。なぜなら、＿＿＿＿＿＿＿＿＿＿＿＿＿＿＿＿
＿＿＿＿＿＿＿＿＿＿＿＿＿＿＿＿＿＿＿＿＿＿＿＿＿＿＿＿＿＿＿＿＿＿＿＿。

この練習を通して自分に願うのは、＿＿＿＿＿＿＿＿＿＿＿＿＿＿＿＿＿＿＿
＿＿＿＿＿＿＿＿＿＿＿＿＿＿＿＿＿＿＿＿＿＿＿＿＿＿＿＿＿＿＿＿＿＿＿＿。

私は、深いリラックスとヨガニドラの練習を週に＿＿＿＿＿＿＿＿＿
回おこないます。

サイン＿＿＿＿＿＿＿＿＿＿＿＿＿＿＿＿＿＿＿＿＿＿＿＿＿＿＿＿＿＿

・4・

主夫／主婦のための練習フロー

主夫／主婦の祈り

祭壇は私の心のなかに
太陽と月は私の師
地球が支えてくれると信じる
目を閉じるたび虚空へと立ちいる
心は神聖な洞窟へとつづく扉
食事をつくりながら大いなる存在の名前をささやく
眠りにつきながら大切な存在の吐息に気づき
その愛にみちた息づかいに自分の吐息を合わせる
その吐息と吐息のあいだに感謝の意をはさむ
一つひとつの思考からあらたな現実をつくりだす力を私は持つ
静寂を恵みと称える
他人との関係を鏡として自分が何者か、何者でないかを探求する
好奇心と勇気を持って自らの思いこみに疑問を投げかける
祖先たちを私は称える
思いやりと寛容の心を持ち、すべての自己不信を放棄する
夢の世界に足を踏みいれながら魂の光を思いだす
睡眠から覚醒へ移行しながら真実のうつくしさに思いをはせる
真実の波動を覚えている
平凡なものなどないことを思いだす
移行の瞬間を変革への扉と称える
すべては捧げもの
人生は神聖な儀式
――トレーシー・スタンリー

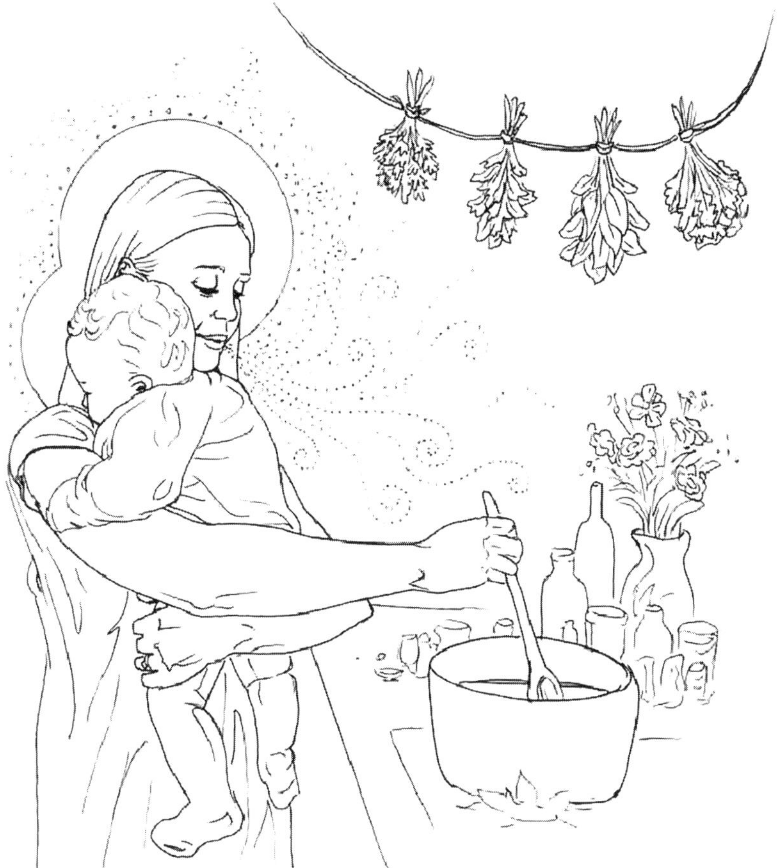

20年以上教えてきたなかで、練習の障害であるといつも人々が言うのは時間です。25年以上前に練習しはじめた頃は、練習する時間が豊富にありました。その頃、仕事はオフィスを出た瞬間に終わりました。携帯電話を持っている人も少なく、晩ご飯という家族の時間に電話をかけてくるような人もいませんでした。

現代の私たちにとって、そんな生活は夢のような一日です。いまでは、誰かに食事中に携帯電話を見させないようにするのも大変なことです。最近の研究によると、私たちの71%は手元やベッドの上、または遠くてもナイトスタンドといった手が届くところにスマートフォンを置いて寝ているそうです。[1] 私たちはまさに、注意が外側に向く社会をつくりあげてきました。情報を集めたり、「いいね」での評価を求めたり、何かを見逃したくないという気持ちに屈したり、24時間365日世界とつながる端末をオフにするのが難しい状態です。こういった状態では、自分の内側を探求したり、練習に専念したり、精神的な学びに徹したり、自分が健全で健康であるために楽しんだりリラックスするのにかけられる時間はほとんど残りません。

取捨選択

「私たちはいまという瞬間にあるより自分の気を紛らわすのが好き」という実態に、多くのテック企業が投資をしています。2020年の新型コロナウイルス流行が始まったときに命じられた外出自粛令でこのことは特にあきらかにありました。インスタグラムやZoom、Netflixといったサイトへ、負荷がかかりすぎクラッシュするまで、人々が向かったのです。私たちは常に決断をしています。ですが、私たちの決断に影響を与えるものは何でしょうか。私はどんな思考や行為、そして活動の源も願望であるというシンプルながらも深い概念を思いだします。

インド人のスピリチュアルティーチャーであり、著述家であり学者であるエクナット・イーシュワランは『ブリハッドアーラニヤカ・ウパニシャッド』の詩の意義深い一節を次のように訳しました。「あなたは、あなた自身を駆りたてる根深い願望そのもの。願望があるように、意志はある。意志があるように、行為はある。行為があるように、運命はある」[2] 常に移り変わり、真実とはかけ離れたものと引きかえに、本来の自分の大切さを無視する決断をしつづけていると、私たちは評価や意義を自分の外側に探しつづけてしまいます。それはつまり誘惑と呼ばれるもので、それに屈することは自分の力を引き渡すことです。永続的な幸せをもたらすことのないものを追いかけるなかで、私たちが持つエネルギーはすべてばらまかれ、無駄にされてしまいます。

願望の源を探っていくと、それが私たちの人生を根源的に形づくるパワーを秘めていることに気づきます。先延ばしにしたり、時間を無駄遣いする物事に気を引かれたりしている自分を見つけたら、自分自身にこう尋ねてみましょう。**「何を避けているのか。いまこの瞬間にあろうとせずに、自分を何から禁じているのか。自分のどんな行動が「もうたくさん」といった思いを引き起こしているのか。自分のいまの態度が自分の生活をどう形づくっているのか。自分を変えたいと思うか」**パートナーや仕事、子ども、宿題、家族、ペット、請求書、老いゆく親、またはあらたなビジネスといったことで人生は忙しく、毎日を過ごすだけでもやらなければならないことが数多くあります。そのなかでも心を乱す誘惑はひっきりなしにやっていきます。衝動買い、インターネットサーフィン、ソーシャルメディア、オンライン交際、またはさまざまなことにのめりこむこと。そこで疑問となるのは、自分は何から目を背けているかということです。答えは簡単。自分の力です。

誘惑がどれほど輝いて見えていても、あなたの内側に宿る永遠の光の輝きには勝りません。自分には目に見える以上の力、活力にあふれる部分があると直感的に感じたことがあるかもしれません。または、人生がつきつけてくる要求に埋もれてそのようなものはもう無くなってしまったと感じているかもしれません。ですがヨガの智慧では、その活力にあふれた煌めきが自分の本質であり、それは永遠であり、絶対に消えることがないと言われています。一番内側の小さなマトリョーシカの灯を思いだしてください。その灯は力の源で、あなただけの煌めきを放つ光明です。

ニスチャラ・ジョイ・デビは、パタンジャリの『ヨーガ・スートラ』で私が気に入っている1.36節viśokā va jyotiṣmatīを、「内側に宿る至高、そして永遠の歓喜の光へ身を捧げんとす」と訳しました。[3] このスートラは、内側に宿る光について書かれていて、それはどんな悲しみも超え、条件付けや人生の経験の影響を受けないものです。また、何にも汚されることもありません。純粋で、幸福に満ち、永遠なものです。あなたが自分の名前を持つ前からそこにあり、あなたの肉体がなくなってもありつづけるものです。人生の目的のひとつはこの煌めきに触れることだと、私は信じています。そして、この煌めきを思いださせてくれるのが、ヨガニドラの恩恵のひとつです。多くのヨガの流派において、「洞窟」、つまり胸の一番奥まった場所に光があると言われています。神聖な扉のひとつは胸のエネルギーセンターだという話を覚えているでしょうか。

残念ながら、注意が常に外側に向いていると、この内側の光を体験する機会がありません（一番内側にあるマトリョーシカを想像してください）。洞窟のようなところで生活しない限り、現代の生活では、内側に注意を向けるという選択の余地さえ与えられていないように感じることもあります。主夫や主婦、つまり家族や仕事、両親またはペットに対して義務や役割を持つ人、として生きていると、練習する時間はほとんど、またはまったくないように感じられます。背負っている責任をすべて放りだして、洞窟へ瞑想しに行くことに憧れることもあるかもしれません。ですが、主夫／主婦としての生活が、進化への鍵を握っているとしたらどうでしょう。それはありえないことではありません。

主夫／主婦が練習方法を取りいれられる方法を本書に記載することは、私にとってとても重要なことでした。なぜなら、私たちのほとんどは洞窟に住んでいないのですから。第2部の各章は、ひたむきな練習を再定義することを促し、人生でどんな出来事が起こっても練習をつづけるためのツールを提供するためのものです。

練習を再定義する

本章のはじめに私が書いた詩を掲載しました。これは人生がどんなに速く動いていても、そしてどれだけやるべきことが多くても、自分にはスペースと時間があるのだと自分に思いださせるためのものです。日々の生活を精神的な練習と分断しない見方ができるようになれば、一日のなかでいつでも自分と練習とをつなぐ時間を見つけられます。もし私の詩が心に響くようであれば、印刷して祭壇に貼ってください（祭壇のつくり方は第5章で紹介します）。自分には練習に必要なものがすべて揃っている、ということを再確認できます。これは本当にその通りです。精神的な指導者やグルは下界の影響を受けない山の高いところにいるのだと思いこみ、彼らを探し求めることもあるかもしれませんが、これは問題になりえます。こういった師が雲の上にいるあいだにも世界は常に変わりつづけています。そのため、現実離れしたような師や、高い精神性を持ちながらも社会的な生活を送る私たちが直面する問題に無関心な指導者としか出会えないかもしれないからです。よく考え師を選ぶこと、そして自分の内側にある智慧との関係を築くことは、これまで以上に大切です。

練習方法を再定義し、日々の生活のなかに存在する無数の練習機会を無駄にしなければ、洞窟やアシュラムへ憧れる必要はありません。人生そのものが練習となり、心のなかにある祭壇が自分のやどり木となります。練習は、人生そのものが神聖であり、魂の煌めきは日々の生活のなかで体験できることを思いださせてくれます。

バンクーバーでワークショップをした際に40日間の練習に参加するようグループの人々を誘ったとき、とても難しい表情をした男性がいました。彼の苛立ちを感じた私はこう言いました。「忙しい毎日のなかでどうやってそんなことできるか、と思ってらっしゃるのですか」彼は、「その通りです。私には5人の子どもがいて、私は主夫なんです。毎日練習するなんて絶対に無理です。ここに一日参加するのも無理をしてやっとできたことなんで」と答えました。私はこの男性のなかで感情が湧きあがってくるのを感じました。彼は継続的な練習をするための時間を切望していて、それを得る方法がないことに苛立ちと悲しさを感じていたのです。

私は彼とグループの人々に、ヨガの練習の捉え方、つまり熱心なヨガ練習者の姿を再定義してはどうかと提案しました。一般的に熱心なヨガ練習者と言うと、一日何時間も瞑想し、学び、練習している人を私たちは思い浮かべます。とても鍛錬された人たちで、そういった人々は常にあらたな経典を読み、あらたな師につき、あらたな方法を学び、ワークショップや巡礼に精力的に参加しているのだと想像します。けれども、そういったことをできる時間は贅沢であり、私たち多くが持ち得ない特権です。週に1、2回クラスに行ければとてもラッキーです。十分な時間とリソースを持ち、練習に専念する自制心を持っている人にのみ精神世界の恵みが与えられるのだと、私たちはなぜだか思いこんでいます。練習のために1時間取れないのであれば、練習する意味もないと私たちは感じています。ですが、練習が1時間もしくは90分でなければならないと誰が言ったのでしょうか。それは健康商材として商品化されたヨガを販売するための時間であって、精神的な自由へとつながる人生をかけた練習とは異なります。

ヨガは継続的に、遮られることなく長い時間するものだと述べる『ヨーガ・スートラ』のような経典を読むと気がめいることがあるのは確かです。

遮られることのない？　私たちの多くにとって、まずそれは無理です。そんな要求は私たちを挫折に追い込むようなものです。諦めてしまいたい、そしてそもそもやってみたくもない気持ちになってしまいます。まず、ヨガスタジオが長年そう販売しているからといって、練習時間が1時間じゃないといけない、という考えを捨てましょう。生活時間を区切るのをやめて、生活全体が精神的な練習だと捉えてはどうでしょう。一日のなかで、自分の深い部分とつながる無数の機会を探してはどうでしょう。そしてそれ自体を練習としてはどうでしょう。

練習を24時間のサイクルで捉えてみましょう。一日のなかに織りこむことのできる呼吸やマントラ、ポーズ、ムドラ、そして黙想の一つひとつが主夫／主婦の練習フローをつくりあげます。24時間の練習はすべての意識状態（覚醒、夢のある睡眠、深い睡眠）のなかを流れていきます。家族の面倒をみて、職場へ通勤し、打ち合わせの準備をし、オンラインクラスをおこない、子どもを風呂に入れ、就寝の準備をする自分を支えるネットのように24時間の練習を張りめぐらせていきましょう。

練習に打ちこみたいと心から願っているのであれば、その決断をするだけです。そのあとからどう生活を合わせていけるか考えればよいのです。どう「練習」があるべきかの比較はやめ、自分がどう感じたいかに着目していきます。自分の生活のなかでどんな練習が可能か正直に考えましょう。

『ヨーガ・スートラ』では、私たちは安定して力まずに練習すべきだと述べられています。「安定」というのは身体的な姿勢のことで、「力まずに」というのはある意味、ゆだねることだとよく考えられていますが、アーサナを練習していないときはどうでしょう。日常生活のなかで安定して力まずにいることは可能でしょうか。一日のなかで起こる、常に変わりゆく流れのなかでどうやって安定感を得るかを学ぶこと、そしてあらゆるおこないのなかで神聖さを保つ数々の小さな方法を見つけることが、主夫／主婦の練習フローの鍵です。自分のなかの永続的な部分を思いだすことで安定性を得ることができます。あなたの揺るぎない信念は何でしょうか。もし信念がいま特にないのであれば、何に対して信念を持ちたいか考えましょう。1秒1秒の神聖な瞬間に気づくとはどういうことか考えましょう。厳しい鍛錬を重ねることを情熱を持って熱中することに進化させていければ、生活は神聖な儀式になるでしょう。

ヨガニドラの練習は、覚醒、夢のある睡眠、深い睡眠の状態のあいだの移行の瞬間に私たちを合わせていきます。移行の瞬間には、力と魔法が秘められています。その瞬間一つひとつは小さな虚空です。一日のなかには移り変わりの瞬間が数多く存在します。移り変わりの瞬間に気づきはじめられれば、毎日の練習や細かなニドラの瞬間により意識を向け、その瞬間にあることができます。

主夫／主婦として、毎日の日の出、一つひとつの呼吸、そして呼吸のあいだの間《ま》を、練習へとつながる神聖な扉と変えることができます。そのなかでも最も強力なのは、眠りに落ちる瞬間、そして目が覚める瞬間です。一日のはじまり、そして終わりに練習方法の章にある3分から5分の簡単な練習をすることで、24時間の練習フローをつくりあげることができます。それは起きている時間にあらたな色合いを与え、いまという瞬間にあり感謝するフローです。時間や練習との関係性が少しずつ変わっていくのを感じるかもしれません。そしていつか長めの深いリラックスの練習を取りいれられる日が来るとよいでしょう。

親であることと練習

オースティンでのリトリートで私はある女性と会いました。厳格なヨガセラピスト・トレーニングを終了していた彼女は、5年間の時を経て、その練習へと戻ろうとしているところでした。子どもが生まれてから、その女性は「何かを体験しそれに反応するあいだにあった緩衝材が無くなった」と感じていました。彼女は、長年の練習のおかげで、ゆっくりと物事を捉え、自分が物事にどう反応するか、そしてその瞬間にある能力を得ていました。物事への反応を遅らせ、よりよい選択肢で対応することが彼女はできていました。ですが、それほど練習してきた彼女でさえも、母親になることと子どもの面倒を見ながら一貫した練習を維持することへの準備はできていませんでした。少しずつ、彼女は「健全さを保つための緩衝材が徐々に小さくなり、ある日消えてしまうのを目のあたり」にしました。練習と明瞭さが消えてしまったかのように彼女は感じていました。

継続的におこなっていた、自分を快適かつ健康にさせてくれる習慣がなんらかの理由によりできなくなり、やがて生活から消えてしまう、といった状況は誰しも一度は経験し、共感できるのではないでしょうか。数か月たってから、どうにかその習慣を取り戻したいと思うものの、その方法がわからない。新たな習慣や役割がそれに取って代わってしまったのです。この女性が本当に練習を無くしてしまったと私は思いません。預金の引きだしを待つ休眠口座のように、彼女の練習は一時的に停止していたのです。ただ彼女の練習方法は根本的に変える必要がありました。

赤ん坊がやっと眠りについてからも、自分のシャワーや食事など他にやらなければならないことが数多くあるような状況でどんな練習ができるでしょうか。その答えは、できること何でもです。練習方法の章には、3分から5分でできる短い練習法が掲載されています。その練習法はすべて、毎日の要求をこなす生活のなかで、深い意識状態や神聖な生活へつながる扉です。

1歳児の新米ママであるアシュリーは私にこう言いました。「時間の余裕がなくなったいま、重要じゃないものはすべて抜けおちていきます。すべて取捨選択しないといけないのだとはっきり解ってきます。そして判断力が高くなっていきます」。こう考えれば、時間がないという感じ方は、親であることがもたらしてくれる宝石のように思えるようになります。時間がないという感覚は、断念することを練習させ、願望の源を確かめさせ、判断力を高めます。「時間がない」という感覚を利用して、人生で何をしたいのか明確にすることができます。どこで、どうやって、いつ練習するかのあらたな枠組みをつくりあげ、自分にとっての熱心な練習というのがどう見え感じるのか発見しなおし、自分の周りの人々にとって自分の練習がどういう意味を持つのか探ることができます。*Do Less*［やることを減らす］の著者であり二児の母、さらに優れた起業家であるケイト・ノースラップは、ヨガニドラが精神の明瞭さと心身のエネルギーを保つのに役立ったと言います。「長いあいだ感じたことのない、深く静止した状態と平静さへ入っていく感覚を覚えました」[4]

練習のあり方を考えなおすことで、主夫／主婦としての平静さを取りもどすことができます。親友のビルは、15年以上も瞑想を車のなかでしています。毎朝ビルはガレージへ行き、そこに停めてある車に乗りこみます。そしてそこで瞑想をするのです。自分の車こそが彼にとってやすらぎを感じられる場所なのです。快適で静かで、心を乱す誘惑は何もありません。ビルは自分の車を瞑想の洞窟にしたのです。

何が自分に合っていて、何が合っていないか、想像力を使って判断してよいのだと自分に許可することが重要です。短い時間での実験が柔軟であればあるほど、練習が効果的になり発展しやすくなります。以下に、練習フローをつくりあげるためのヒントを紹介します。自分に合うと感じるものをまず選び、そこから独自の練習フローを見つけていきましょう。徐々に他の方法も追加し、自分が置かれている状況に最も合うものを見つけてください。

24時間の主夫／主婦の練習フローをつくりあげる16のステップ

1. 意味がある、または正しい練習は15分、30分、または90分でなければならないという概念を捨てましょう。
2. 長めの練習を一度する代わりに、2、3分の短い練習をいくつか一日に組みこんでいきましょう。スマートフォンのタイマーで練習開始時間を設定しておいてもよいでしょう。時間をつくり、横になって、72ページにある「体へ意識を向ける練習」や、74ページの「プラティヤハーラの練習」を3分間おこないます。数分間の時間があるとき、休息することや練習することへ抵抗する気持ちがどう現れるか気をつけて感じていきしょう。休息や練習をしない代わりに何をしたい気分か注目します。それはあなたを育み、支え、回復させるものですか。あなたは癒やしに向かうよう初期設定されていますか。それとも誘惑に屈し、行きづまるよう設定されていますか。
3. 一番苦手な家事を練習への扉として使いましょう。皿洗いや税金処理、洗濯、または床掃除のあいだ、唱えたり、歌ったり、自分の呼吸を追いましょう。抵抗する気持ちを利用して、平凡な時間を神聖な時間へと変えましょう。資料のなかにマントラの提案がありますが、心がこもった歌やアファメーションであれば何を使ってもよいでしょう。
4. 椅子やヨガマット、部屋の隅、クローゼットなど、家のなか、または車のなかの小さなスペースをいつでも練習できるように準備しておきます。瞑想用の居場所やヨガニドラの巣にできそうな場所を各所で見つけていきましょう。（次の章で、心からゆだねるための準備方法を紹介します。）

5. 障害となるものを認識しておきましょう。その障害物が現れたときに驚いたり、憤慨することをやめましょう。練習への障壁が現れてきたり、自分自身に与えてしまっている妨害物を観察しましょう。どんなパターンが繰りかえし現れるか注目しましょう。あらたな結果を得るために何を変えられるでしょうか。
6. おこなう練習がどれほど短く感じても、すべての練習が深いリラックス、ヨガニドラ、そして真実へ自分自身を準備するものだと忘れないようにしましょう。
7. 何に身を捧げたいかを決めましょう。
8. 心の奥底にある練習を深めたいという願望とつながり、それに導いてもらいましょう。何もできないと感じることがあっても、その願望とつながり、自分のなかで燃えるその願望の炎に感謝の意を持てば、その願望があなたを支えてくれます。願望が満たされてないことへの悲しみや失望ではなく、感謝の気持ちで願望とつながりましょう。あなたはそれに向かって一歩ずつ近づいています。物事は変わると信じつづけましょう。万物は移り変わるという自然の法則を思いだします。すべてのことには適した時があります。
9. 想像力を働かせましょう。区切り、移り変わり、空間の広がり、そして静寂を探しましょう。日の出、真昼、日の入り、月の出。一日は自然の移り変わりにあふれています。自然界の移り変わりを、自分を立ちどまらせてくれる合図として使いましょう。立ちどまるとき、私たちは自然に虚空をつくりあげています。自分に力を与えるために、その虚空にマントラや決意（アファメーション）、聖書の一節、または自分への祈りを捧げましょう。それは練習との関係を変える小さなニドラの瞬間です。

10. すべての関係を、自分自身について学ぶ鏡として利用しましょう。どんな反応や信条に自分がしがみついているか注目しましょう。理解への糸口として、あらたな視点も取りいれましょう。他人との衝突を観察し、自分にこう尋ねましょう。「関係する人すべてによりよい結果をもたらすことはできなかったか。自分のどんな面を認めたくないのか。どんな仕組みや状況が自分の力を発揮することを邪魔しているのか。そして自分の支えとなるリソースにはどんなものがあるか」
11. 見識や体験を共有でき、考え方が似ている友人をひとり以上見つけましょう。共有するテキストメッセージが「今日は大変な一日だった」、「今日はクローゼットのなかで瞑想した」、または「練習時間をつくるためにスマホからアプリを削除したんだけど、もっと早くそうするべきだったよ」といったことでも構いません。テクノロジーを、心を乱す誘惑としてではなく、練習の支えとなるよう使いましょう。
12. 深いリラックスとヨガニドラの練習をゆだねることとして再定義しましょう。「練習する時間」の代わりに「ゆだねる時間」と自分に言い聞かせましょう。何かをするエネルギーを手放し、ゆだねます。ヨガニドラは何もしない練習であり、恵みはゆだねたときに降りてきます。
13. 自宅に祭壇をつくりましょう。（つくり方については以降の章で紹介します。）少なくとも一日一度そこで立ちどまり、自分への誓いを思いだしましょう。
14. 自分のネガティブな思考に気づいたら、それを優しさと同情へと置きかえましょう。パンディット・ラジマニ・ティグナイトが「相反する思考を押さえつけるためには、それに反する思考を育てることだ」と訳した『ヨーガ・スートラ』2:33節を学び、それを実践しましょう。[5] これは穏やかな心への道だと言われています。また自分の考えに気づくことにも役立ちます。
15. 起きてすぐ、自分の呼吸の流れに意識を1分間向けましょう。子どもに起こされるときであっても自分に問いかける時間はあります。「自分の呼吸はどうか。わが子に意識を向けながら、自分の呼吸に意識を向け、自分の腹部の浮き沈みを感じてみよう。意識の一部を外側に向けたまま、内側のやすらかな感覚を保てるだろうか」親というのはマルチタスクにとても秀でているので、きっとできます！

16. 月の満ち欠けを把握し、毎晩一瞬でも月を見るようにしましょう。夜空を見あげる前に、前日の月の満ち欠けを思いだし、心の目でその日の月の形を想像してみましょう。心を鎮める月の光に、祈りや感謝を捧げましょう。それぞれの月相での感覚に注目しましょう。パターンを探りメモを取りましょう。『ラートリー・スクタム』（200ページ参照）の最後の一節を学びましょう。

自己への問いかけ

1. 意志をひとつの物事に対して貫いたときのことを思いだしてください。それは何に対してでしたか。どう感じましたか。それによってどう自分が変わりましたか。24時間の主夫／主婦の練習フローを再定義することに全力を注ぐために、自分の意志の力をどう使えるでしょうか。
2. 何か信じていることはありますか。その信じる力は練習を形づくり支えていくのにどう役立ちますか。
3. 一日のなかで3分間の練習を何度かできるよう、協力を頼める家族はいますか。
4. 不注意で忘れっぽいことはありますか。「心ここにあらず」な状態になることはありますか。日々の行動においていままで以上にその瞬間にあり、目的をしっかり持つことはできるでしょうか。

·5·

ヨガニドラをおこなう準備

「巣」という言葉を聞くと、何が思い浮かぶでしょうか。こう尋ねるのがもっとよいかもしれません――どんな感覚を体に覚えるでしょうか。私の場合は、守られていて、あたたかく、ほっとする感覚。そして育まれていて、抱きしめられていて、癒やされている感覚を覚えます。ヨガニドラをおこなう場所（巣）は自分自身へのプレゼントです。それを受けとる権利が自分にあることを覚えておいてください。

「ヨガニドラの巣」というコンセプトについて教えてくれたのは、ウマ・ディンズモア－トゥーリでした。あるワークショップで、ウマは女性的特性（育み、リラックスさせ、支えるといった特性）を最大限引きあげ、心地よいブランケットやプロップ、そして十分なサポートを使って自分自身を極上に快適な状態にし、足元に広がる大地に身をゆだねるよう薦めました。こういった体勢は、私がそれまで何年も練習してきた、堅い床にシンプルなヨガマット一枚を敷き横たわり、足や肩までかからない貧素な布一枚にくるまるのと大違いでした。私がそれまでやっていたやり方では、体の一部がとても重たく、冷たくなり、違和感が残り、長めのヨガニドラのセッションでは痛みを感じることさえありました。いつも一種の兵隊訓練のように感じていましたが、意志の力でやってのけることができたので、自らすすんでそうしていました。ですが私は男性的な特性をヨガニドラの練習に持ちこんでいたのです。何もしないという本質と対極のことをやっていました！　ウマが薦めるのは以下のようなことでした。

> 完全に支えられた、快適なヨガニドラの体験は、癒やしや栄養の受け皿となり、真の女性的特性がもたらす癒やしの力との出会いとなることを、私は見てきました。「ヨガニドラの巣」には通常、以下

のものを使います。ヨガマット2枚か厚みのあるヨガマット1枚、枕やクッション2つ、膝用のボルスター数点、首や腕用のミニボルスター数点、あたたかく柔らかいブランケット数枚。アイピローも使ってもよいでしょう。重みのあるウェイトブランケットまたはヨガ用サンドバックが神経系を鎮めるのに有効な場合もあります。[1]

私はすぐに自分が取ってきた練習体勢と他人に勧めてきたヨガニドラの体勢を改めはじめました。最も贅沢な王座を自分の生徒たちがつくれるよう、サポートしました。そうすると現れたのが「抵抗」でした。深く休息することへの抵抗です。多くの生徒たちがいままでの体勢で「十分」だと感じたのです。ところが指導者養成のトレーニングのなかで、共に教えているシャンティ・タコロンテ－ペレスと私が、「抵抗」を感じたという生徒たちに、他の生徒用の体勢をつくるよう指示したところ、その体勢は完璧なものだったのです。その生徒たちは、自分たちの相手と話しあい、相手が確実に快適であたたかく、支えられていると感じられるようしたのです。こういった配慮の心は自分に与えるより、他人に与える方が簡単なことがあります。自然界の動物たちが自らの子どもが快適で安全に過ごせるよう、いろんなものをかき集める様子を想像してください。こういった気遣いと愛情とを、自分の体勢を整えるために使うこともできるはずです。また「体へ意識を向ける練習」のメモを見返すよい機会でもあります。見返すことで自分の体のどこが追加のサポートを必要としていたか確認できます。

体勢（ヨガニドラの巣）を整える

ヨガニドラの練習は消極的で受容的なものです。自分自身を無条件に支えてもらう練習です。めんどくさがってはなりません。ヨガニドラの巣づくりをするとき、最も大切な人にそれを準備していると想像しましょう。

自分が王様か女王様で、自分自身または大切な人への休息の王座をつくっていると想像しましょう。あなたの巣は極上の休息場所です。その場所は安全で快適に感じられるべきで、もちろん何が居心地がよいかは人によって異なります。さまざまなことを試し、独自の場所をつくってよいのだと、自分自身に許可をだしましょう。

試すことができる5つの体勢

巣の準備をするにあたっての提案をいくつか紹介します。自分で試し、想像力を使い、自分に一番合うものを見つけてください。

1.神聖な休息場所

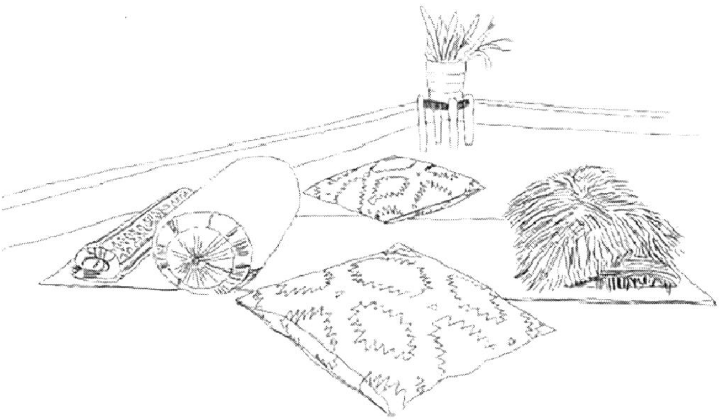

背中、足首、頭、腕、そして関節すべてをプロップを使ってサポートし、最も快適な自分の「巣」をつくります。完全に支えられている感覚を味わいます。あたたかすぎると寝落ちする可能性があるので、あたたかくなり過ぎないよう気をつけます。

2.横向き

妊娠中の女性（安定期以降）や腰の問題を抱える人にとってよい場合があります。

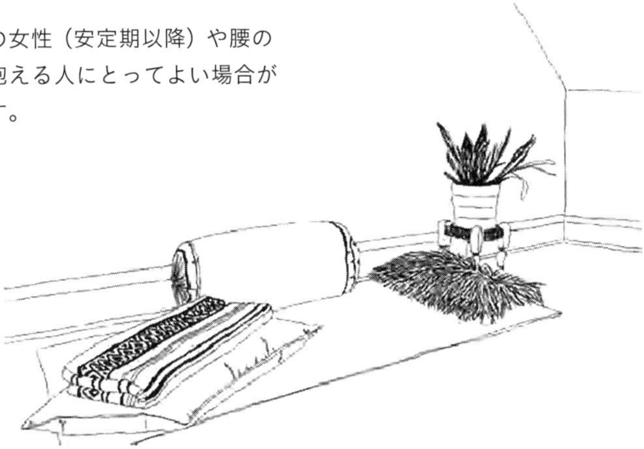

体の左側を下にして、ボルスターを膝に挟み、頭の下に枕を入れます。体の他の場所——例えば足先や骨がごつごつしていて床に接する箇所——で必要なところにブランケットを入れます。

3.リクライニング

寝落ちしやすい人や、咳やいびきがでる人に役立つ体勢です。

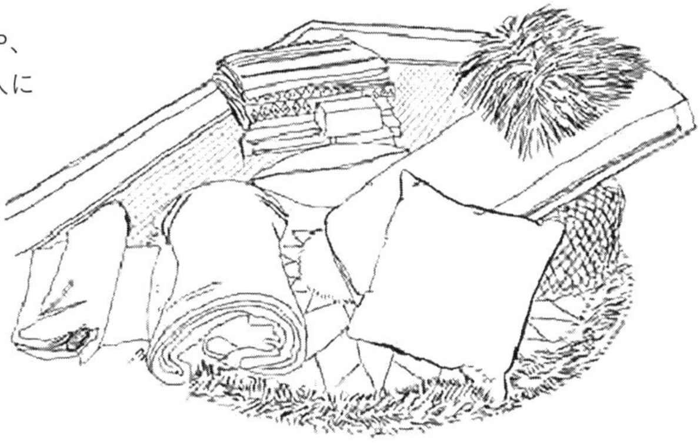

プロップを使って頭が心臓より上にくるようにします。さらにプロップで膝をサポートします。リクライニングチェアに深く腰掛けるように、

プロップに身をゆだねます。車いすを使っている場合、ブランケットやプロップをさらに追加し、最も快適な体勢を見つけます。

4.目を開きながらゆだねる

PTSDやトラウマを抱える人に
適しています。

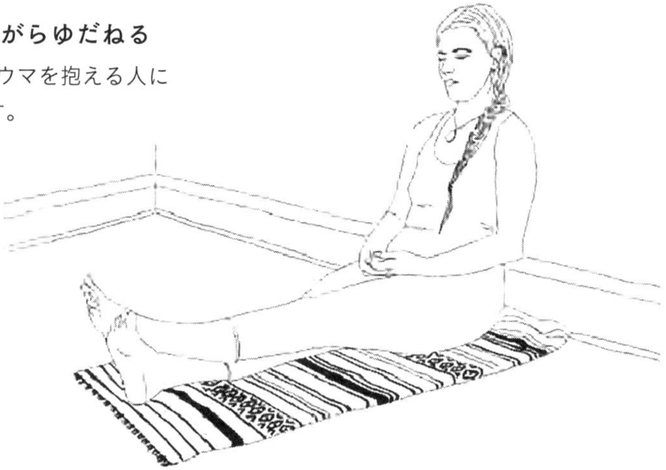

壁によりかかり、扉の方を向いて座ります。目は開けたまま、または半開きにしたまま、脚を組んでもよいでしょう。背中と壁とのあいだの緩衝としてブランケットを使うのがよいでしょう。

5.マカラーサナ（ワニのポーズ）

腰痛のある人にとってよいことがあります。
妊娠中の女性は避けてください。

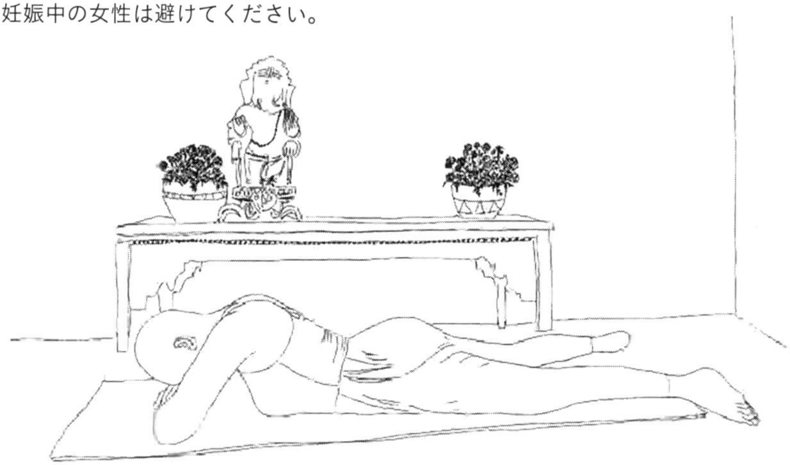

うつ伏せに寝ころがります。腕が重なるように肘を曲げ、その腕の上におでこをのせます。脚を足先まで開くか、かかとを開いて足先をくっつけるか、どちらでも好きな方でよいでしょう。この姿勢は、横隔膜呼吸を促します。そして横隔膜の動きを観察することでリラックス状態へ入れるようにします。この姿勢を取り横隔膜呼吸へ意識を向けることは、無理のない呼吸への重要な準備だと考えられています。

プロップのアイデア

自分自身や自分が教える生徒たちの快適な「巣づくり」に役立つ、手元にあると便利なプロップをいくつか紹介します。すでに家にある物も多いはずです。

ブランケットや大きめのビーチタオル。体を覆ったり、関節をサポートしたりできる物が必要になるでしょう。大きな心地よいブランケット1枚、または数枚の小さめのブランケットやタオルで頸椎やアキレス腱、腕をサポートできます。

ウェイトブランケット。前述した通り、重みのあるウェイトブランケットは有効な道具になります。*Occupational Therapy in Mental Health*［メンタルヘルスにおける作業療法］という学術誌に発表された研究によると、ウェイトブランケットにより血圧や脈拍数、そして不安感までもの低下が63パーセントの被験者にみられたとのことです。ウェイトブランケットが自分に適しているか主治医に確認しましょう。人によっては圧迫感を覚えることがあります。購入したり練習で使ったりする前に試してみましょう。

軽いスカーフや軽量のアイピロー。目元を覆うことで、意識を内側に向けやすくなります。軽いスカーフを使うことができます。または軽量のアイピローを使ってもよいでしょう。（重めのアイピローだと、時間がたつにつれ不快に感じることがあります。）私は、大きさ15cm×6cmほどの、真ん中に縫い目があるアイピローが一番快適に感じています。目を閉じるのが不快であれば、目を開けていても構いません。

シルク製の寝袋。特に虫がいる屋外で練習をするのであれば、体を覆う必要があるでしょう。シルクは寒いときは体を温め、暑いときは冷まし、体温の調節に役立ちます。屋外や屋内のどんな気温にも最適です。私のヨガニドラ・セットのなかにいつもあるアイテムです。

ヨガ用ボルスター、枕、クッション。クッション類を使って体をさらにサポートします。サポートに使える枕が家に何個かあれば、高価なヨガプロップを購入する必要はありません。

靴下。足元が冷えやすいのであれば、靴下を用意しておきましょう。（ヒント：ヨガニドラの練習をする前に疲れを感じているとき、私は靴下をはきません。注意力を保ち、快適になりすぎないように、少し寒いぐらいの体感を保つようにしています。）

ハンドピロー。中に詰め物が入った、アイピローより少しずっしりとした重しを手のひらに置きます。リラックスを深めるのに役立つと感じる人もいます。Etsyのような通販サイトで販売されているのを見かけたことがあります。

代用品。服役中であったりして、プロップや家にあるアイテムがすぐ手に入らなければ、Tシャツやスエットパンツ、または靴下を丸め、頭や腰など必要な部分のサポートとして使うことができます。タオルやブランケットで覆った本や雑誌も、足や体の他の部位を持ちあげるのに役立ちます。

ヨガニドラ用の祭壇をつくる

家の空間にヨガニドラ用の祭壇を持つことに興味があれば、祭壇はヨガニドラの練習につながるすばらしい方法です。
「祭壇」を意味する**altar**という英語は、「高い」という意味を持つ**altus**というラテン語に由来しています。深く休息し、ゆだね、進化することへの高い意欲を表す空間をつくることを想像してみましょう。

私はヨガニドラの祭壇をつくるのが大好きです。祭壇づくりは、ヨガニドラの練習へのひたむきな態度を確認する作業でもあると同時に、練習そして女神からの恵みを受けとれる状態に自分自身を持っていく作業です。将来の夢をかかげた「ビジョンボード」をつくったことがあるでしょうか。この祭壇はその立体版で、より注意深さや情熱が必要です。ほこりを払い、花やお香、ロウソクを換えなければなりません。日々祭壇に注意を払うことは、自分自身の人生に目をつぶらずしっかりとした意識で参加しつづけるよう自分に言い聞かせることです。毎日、祭壇の前で短い時間でもその瞬間にあることが、自分のなかの真実に目を覚ますための扉となります。

祭壇は、ヨガニドラの意識状態、そしてヨガニドラがもたらす癒やし、智慧、深い休息を受けとる準備が自分はできていることを思いださせてくれるものでもあります。すなわちそれは自分、つまり恐怖や疑念、困惑、疲労感に覆い隠されながらも自分のなかにある最高の癒やし、智慧、そして愛の波動への祭壇です。また祭壇は、ヨガニドラの練習に打ちこむことを思いださせてくれるものでもあります。その祭壇の前でひとときを過ごし、ロウソクに火を灯し、最も深いヨガニドラを体験したときの感覚を呼びおこし、自分へのサンカルパを静かに3回唱えることが、その日唯一できる練習だとしても、練習の糸を編みこんでいくにはそれで十分です。

祭壇のアイデア

祭壇は散らかっていてはいけません。毎日目に入るところに祭壇を置きます。ベッド脇のナイトスタンドは理想的な場所のひとつです。以下はただの提案にすぎないので、祭壇のつくり方については想像力を働かせて決めてください。重要なのは、祭壇が自分にとって意味のある場所で、毎日そこで足をとめたくなる場所であることです。

ゆだねることの象徴。祭壇づくりの準備の前にまずすべきなのが、第3章（78ページ）の「自己への問いかけ」の答え、特に自分には深い休息をとる資格があるかの考えを見返すことです。そして他にどんな休息やリラックスへの抵抗がいままで現れたか考えます。ヨガニドラがもたらす深い休息や癒やし、セルフケアを受けとることを自分に許可するために、何を克服しなければならないでしょうか。さらに深部からゆだねられるように手放す必要がある物や事柄を、小さな紙に言葉や絵で描き、額に入れます。以下のような書き方を試してみましょう。

私は＿＿＿＿＿＿＿＿＿＿＿＿＿＿＿＿＿＿を手放すことに専念します。
私には深い休息やリラックスを受けとる権利があります。それは生まれながらにして私が持つ権利です。
私は真の本質を発揮し、自分の人生で＿＿＿＿＿＿＿＿を持てるよう／得られるようヨガニドラを練習します。

祖先の思い出。自分を支えてくれている祖先や大切な祖先の写真や名前を飾ります。

神聖なインスピレーション。心からやすらいだら、次に何をしたいでしょうか。自分が持つ力はどう現れ、どう自身を表現するでしょうか。力を発揮している自分の姿を思いえがかせてくれるアイテムを祭壇に置きましょう。

やすらぐ場所の象徴。最もやすらぎをもたらす場所を連想させる写真や絵、詩を見つけます。行ってみたい場所の写真を探し、祭壇に飾りましょう。

女神ヨガニドラへの祈り。女神としてのヨガニドラの考えがしっくりくるようであれば、それについて詩を書いたり、女神の存在を思いおこさせる絵や写真を見つけたり、『デーヴィー・スクタム』の詩や『ラートリー・スクタム』の第10節を覚えましょう。女神ヨガニドラと同様の月のような育みの特性を持つ他の文化の女神、例えばアフリカのヨルバ文化の女神マウ、そしてギリシャ神話の女神セレーネからもなにかよいインスピレーションが得られるかもしれません。

五大元素。多くの祭壇は、五大元素の象徴を有しています。ヨガニドラの練習、特に「自然のなかでの強化練習」をしていくなかで体験をした環境からのものを祭壇に置いたり、そういった体験を呼びおこす決意（アファメーション）や詩を祭壇に追加したりしてもよいでしょう。祭壇に置くことのできる、五大元素を象徴するアイテムの案をいくつか紹介します。

- **地**。新鮮な花や石、土。「地」の元素は、いつかは土に戻る、限りある命を連想させます。「地」は、数多くの宝をもたらす寛大で豊富な惑星に自分は支えられている、という智慧に私たちをつなげます。「地」の元素は、この支えへ感謝することを私たちに思いださせ、「地」を私たちの最も古い祖先として称えるすばらしい方法です。「地」への感謝を表す捧げものをしたいと感じることもあるでしょう。
- **火**。ロウソクや炎。火を使えない場合は黄水晶や琥珀、カーネリアン、ルビー、日長石、ファイアオパールなどの鉱物。「火」は変革、そして無知を燃やしきり智慧をさらけだす練習の力を象徴します。「火」は、練習が生活へ与える熱や摩擦、そして結果として表れる内面の煌めきへ感謝する気持ちを私たちに与えます。
- **水**。水をたたえる容器。「水」は浄化と優美さを象徴します。人生の浮き沈みについて連想させます。「水」は、流れに身を任せること、想像力を発揮すること、そしてかろやかさと粘り強さと力のバランスを取りながらさまざまな環境へ適応し、調整し、つき進む道を見つけられることへ感謝する気持ちを私たちに与えます。

- **風**。お香や羽。「風」は私たちが認識できる元素のなかで最も微細なものです。**プラーナ・ヴァユ**として知られる5つの風は、精神と心身とを統合しながら体じゅうをめぐり、心身の循環を維持します。「風」という元素に感謝することで、呼吸という生まれながらの権利を思いだし、いまはもう呼吸が止まった者への敬愛の念を持つことができます。
- **空**。ベル。「空」は、私たちの周りの空間を浄化するAUMの波動を象徴します。エーテル、つまり空間は他のすべての元素を包みこむ元素です。祈りやまだ見ぬ物事を包み、精神的成長と変革を広げる空間である「空」に感謝の意を捧げることができます。

他にインスピレーションとなるもの何でも。この祭壇は、あなた自身の作品で、自分のひたむきな態度を触発するものであるべきです。無条件に支えられ愛されていることを思いださせてくれる写真や絵、詩、アート作品を何でも置くことができます。

ヨガニドラかスリープフローか

ヨガニドラの準備するとき、そのヨガニドラの練習での決意（目的）を考えましょう。横になって内側に意識を向けると眠りに落ちてしまいそうと感じているのであれば、実際そうなる可能性は高いものです。ヨガニドラの練習がどれほど睡眠に近いものかはすでに話しましたが、その違いは意識と注意力を保っているということです。長年、私のワークショップに出席した生徒たちの多くから、ヨガニドラの練習を入眠のために使っていると聞いています。深いリラックスや育みをもたらすこの練習によって眠たくなるのも不思議ではありません。しかし、ヨガニドラの利点のひとつは人生と真実のまだ見ぬ領域に目を覚ますことです。そして、非永続的なものへの執着から脱却し、永遠のものとの関係を育むことです。

不眠症に苦しんでいるのであれば、永遠のものとの関係は気にしていられないでしょう。必要な休息を得たいと心から望んでいるはずです。睡眠はあとから取り戻せるものではないことを誰もが知っています。そのため得られる睡眠は深くて質のよいものでなければなりません。深いリラックスをする練習は不眠にも役立ちます。それぞれに合った決意を持てばよいのです。

ヨガニドラの実践者として、不眠症があるときに最も大切なのは、ヨガニドラの練習と入眠のための練習とのあいだに境界線を引くことです。ヨガニドラは、深く変革的な休息をもたらす、自己変革の練習としてアプローチすることをお薦めします。もし入眠のために練習しているのであれば、それは「スリープフロー」として考えましょう。ヨガニドラの練習と同様にその尊さを感じ、同じぐらいひたむきな態度でおこないましょう。ここで私が「練習」という言葉の代わりに「フロー」という言葉を使うのは、「フロー」という言葉の方が努力を要していないように聞こえ、望む結果（この場合眠ること）が異なるからです。「練習」をベッドでおこなうとなると、何かもうひとつ別のことをしなければいけないように思えてしまいます。睡眠というコンセプトが敵や失恋相手ではなく、大好きな相手となるように、「スリープフロー」を使いましょう。ヨガニドラの練習と就寝前の儀式は、就寝前の境界を認識する力を養い、眠りに落ちる方法を学ぶのに役立つでしょう。

いつ、どこでスリープフローを練習すべきか

「スリープフロー」とヨガニドラの練習とをさらに差別化するために、精神的、変革的なヨガニドラを練習するときはベッドを使わないようにしましょう。ベッドは睡眠、あるいは眠りに落ちることができない苛立ちと連想されているかもしれません。それでなくても、ベッドには長年蓄積した特有のエネルギーがあります。それがどんなエネルギーかは知る余地がありません。そのためヨガニドラはベッドとは別の場所にヨガニドラの巣をつくって練習しましょう。ヨガマットをベッドの上に持っ

ていって寝ることはしないように、できる限り夜に寝るベッドと同じ場所に巣をつくらないようにしましょう。どうしてもそうしなければいけない場合、ヨガニドラをおこなうときは睡眠用と異なるブランケットや枕を使いましょう。ショールやアイピロー、そして巣にあるアイテムは、**ニドラ・シャクティ**のエネルギー、つまりヨガニドラの精神的な練習、そしてそのあいだ意識を保ちつづけることを促進するエネルギーを持つようになります。

ベッドとベッドルームの目的はひとつであるべきです。それは、あなたが眠り夢を見られるように、一番の育みや安全、暗さ、そして子宮のようなやすらぎと癒やしの空間を提供することです。ブルーライトは友達ではありません。眠るスペースから追い出すためにできることはすべてやりましょう。テレビやその他すべての電子機器をベッドルームから移動させましょう。テレビを動かすことができなければ、使わないときはタペストリーのような織物で覆い、ケーブルボックスなどのデバイスは遮光のLED用カバーをかけます。ここは夜、ベッドに入り「スリープフロー」をおこなう場所です。いくつかの行程がヨガニドラと同じであっても、眠りにつくという異なる目的があります。

ヨガニドラの練習は、就寝時間から離れた朝、または昼前にやってみましょう。不眠症を抱えている場合、ヨガニドラは休息に欠かせません。「スリープフロー」は、就寝準備ができた夜のみに実践しましょう。

健康的な睡眠をとるためにできることがいくつかあります。

- 夕日、または夕日が見えなかったとしても日が沈む時間帯に、空を眺めましょう。
- 一日を締めくくることを示す活動を取りいれましょう。睡眠へ向かう時間だと体に教える自分だけの移行ルーティンを見つけましょう。リストラティブなポーズを試してもよいでしょう。
- 夜遅くに食事を取らないようにしましょう。
- 就寝の1時間半前にお風呂に入りましょう。（そうすることで、体深部の体温が変わります。）

・寝る30分前に静かな時間を持つ練習をしましょう。
・寝室の温度を約15℃から19℃に設定しましょう。
・試して、自分に合うやり方についてメモをとりましょう。慢性的な不眠症に悩んでいるのであれば、専門家に相談したり、睡眠検査を受けてみましょう。
・ハーブトニックを試してみてもよいかもしれません。ローラ・プラムが推奨するアーユルヴェーダのこのドリンクレシピは私のお気に入りで、これを飲むといつも深く眠れます。

深い睡眠をもたらすドリンク

アーユルヴェーダ実践者ローラ・プラムの厚意により記載

アーモンド……10粒（8時間水に浸し皮をむく*）
全脂ミルク（牛乳、アーモンドミルク、ライスミルクでも可）……1カップ
ギー……小さじ2杯
デーツ……4、5粒（できればマジョール・デーツ）
黒こしょう……8粒
カルダモン……小さじ½杯
シナモン……小さじ½杯
クミン、ターメリック、ナツメグ……各ひとつまみ

ブレンダーですべての材料をなめらかで均一になるまで混ぜます。鍋に入れて、火にかけ少しだけ沸騰させます。混ぜてコップに入れ、いただきます。

*アーモンドを浸していない場合、熱湯に1分つけ、それから冷水をかけ、皮をとります。

・ スリープフロー ・

スワミ・ラーマの教えを元とする

［5分間］

就寝のための「スリープフロー」をおこなう準備ができれば、時間を

少し割いて決意（目標）を固めましょう。

深い睡眠の恵みを歓迎します。眠りによって休息し、回復し、癒やされますように。

---

1. マカラーサナ（ワニのポーズ、195ページ）で横になります。
2. 4カウントで息を吸って、8カウントで息を吐きます。腹部がふくらんだりへこんだりするのに意識を向けます。呼吸に意識を向けます。無理のない呼吸をし、呼吸の流れを観察し、ピッチャーから流れでるあたたかなオイルのように、力みのない、静かで一定で、なめらかに起こる息を感じます。自分の側面そして背面に息が入っていくのを感じます（2分間）。
3. 体の右側を下にして横になります。左の鼻腔からのみ呼吸をしようとし、体の左側全体が呼吸をしているのを感じます。4カウントで息を吸って、8カウントで息を吐きます（2分間）。
4. 体の左側を下にして横になります。体の右側全体が呼吸をしているのを感じます。息を吸うたびに、自然な呼吸の流れに意識を向けます。体の右側全体が呼吸をしているのを感じつづけます（2分間）。
5. あお向けになり、息を4カウントで吸い、8カウントで吐きながら、へそのあたりの上がり下がりを感じます（18回）。呼吸をするたび体が重くなるのを感じます。自分が支えられることを信じて、ベッドに身をゆだねます。体の力が抜けるの感じ、決意（目標）を思いだします「眠りによって休息し、回復し、癒やされますように」これを自分自身に3回から9回唱えます。
6. 喉の中央に満月があるのを想像します（3分間）。
7. 意識を胸のエネルギーセンター、すなわち深い眠りの中心に移します（3分間）。
8. 眠りにつきながら、力を抜き、胸に広がる空間へと身をゆだねます。

第3部

ヨガニドラの実践練習

第3部では、ヨガニドラの状態へ導かれ、その恵みを受け取れるよう準備を整えるための練習法をいくつか提案していきます。各練習法では、深いリラックスから最大限の効果を得られるようなポーズ、プラーナヤーマ、そしてマントラも掲載しています。これらの事前練習を試すことで、どれが一番自分に役立つか見極めることができるでしょう。深いリラックスの各練習法は、最も粗野な層から最も微細な層へ移っていくよう設計されています。肉体のリラックスに焦点を置く第1の練習法から、真の自由に焦点を当てる第6の練習法まで段階的に進んでいきます。深いリラックスの各練習法は、音声ガイドとして聴くことができます(英語のみ)。www.Shambhala.com/RadiantRestPracticesからアクセスしてください。

掲載されている練習を十分な時間をかけておこなっていきましょう。**サーダナー**（ひたむきな練習）として、40日間練習に徹し、「主夫／主婦のための練習フロー」の短めの練習を活用し、長いあいだ横になって練習できないときも練習を絶やさないようにしましょう。

練習をするたび、自分についての学びが深まっていくことでしょう。リラックスするときどう呼吸が変化するか、どの体勢が最も快適か、どんなプロップが必要か、緊張があるのはどこか、どんな考えが繰りかえし浮かびリラックスを妨げているか、そして「深く落ちていく」感覚はどんな風か。それまでの練習の成果がとても大切なものとなり、次の練習を方向づけてくれます。時間を割いて書きだすことで**スムリティ・シャクティ**（維持力と記憶力）を促進し、自分についての理解を深められます。

教える立場であれば、各練習法を教える前に自身で体現することが大切です。本書の練習法を、経験豊富なインストラクターのもとで生のヨガニドラ養成コースを受けるための準備として活用してください。

指導者であっても探求者であっても、継続的な練習により、最も深いところにある真実と智慧に目を覚ますことができます。その日がいつか来るように願いながら、いくつかの練習法をここに紹介していきます。

·6·
練習Ⅰ
大地とつながり安定する

この練習では、五大元素のなかで最も粗野な元素である「土」を探求します。「土」は肉体、つまりアンナマヤ・コーシャに関連しています。この練習を通して、体にある緊張やこわばりを解き、大地の波動とつながる力を高めます。

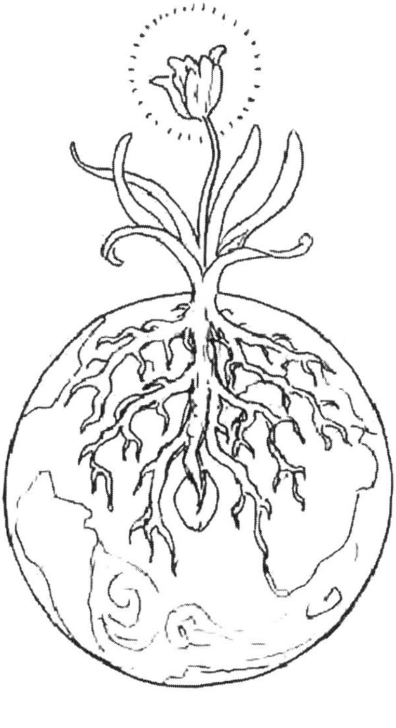

効果

その瞬間にある
空間のなかにある肉体を感じる
静止する
肉体の感覚に気づく

この練習が適しているとき....

・地に足がついていない、集中できない、重圧に押しつぶされそうなときいつでも。
・長い旅のあいだや直後に、ひっきりなしに動いている感覚から平衡を取るために。
・一日のはじまりの練習として。

これを教えるのが適しているとき....

・音楽をかけたシャヴァーサナの代わりとして。
・アーサナのクラスのあとに深いリラックスの練習としてこれを取りいれる場合は、広がりのある静寂、またはジャーナリング（思いを書きだす）の時間を生徒に与えましょう。そういった時間は、生徒が練習の深さを理解し、消化・吸収するのに役立ちます。

立ちどまって休息することも許されず「ただ進め」と言われているように感じることは、最近では珍しいことではありません。外出を自粛しなければいけないときでさえ、生産的になり、ソーシャルメディアに姿を見せ、やることリストをつくらないといけないようなプレッシャーを感じてはいないでしょうか。立ちどまるべきだというメッセージを体に受けとったとしても、スピードを落とすのはたやすいことではありません。大地につながるこの練習は、ひっきりなしに動いている感覚のなかで平衡を保つのに役立ちます。自分の肉体をよりよく理解し、自分を取りまく空間との関係性を理解しやすくなります。またこの練習では、ヴェーダ学の師デイヴィッド・フローリーが、「内面の摩擦なしに体の感覚を簡単に忘れ、自然に内側へと入っていく、ひとつの姿勢で快適に休息する力」と定義する**アーサナ・シャクティ**を目覚めさせることができます。[1] 継続的に練習することで、体のどこに無意識にこわばりを持っているか気づけるようになるでしょう。そして微細体のなかで最も粗雑で高密度で、聖なる光を湛えるマトリョーシカ人形の一番外側の層である、アンナマヤ・コーシャ（食物鞘）としての肉体の理解を深められるでしょう。

深いリラックスへの準備

体や呼吸、そしてプラーナを動かすことは、体を休ませる準備としてとても効果的です。以下の準備練習は任意です。時間があるときは試し、その後の練習がどう感じられるか、違いを感じてみてください。

セルフマッサージ

アーユルヴェーダでは、体をオイルでマッサージすること（**アビヤンガ**）が、大地とつながるための毎日の儀式です。アボカドやゴマのオイルで、愛情を持って自分の体をマッサージしてみましょう。オイルを温めて、関節の周りを円を描くように、そして腕や脚には長い直線を描くように塗りこんでいきます。いつも心臓へ向けてマッサージするようにします。

ポーズ

呼吸に意識を向けながら、以下のポーズをひとつかふたつ、数分かけておこないます。

マカラーサナ（ワニのポーズ、195ページ）
アパナーサナ（両膝を胸に近づけるポーズ、193ページ）

バラーサナ（子どものポーズ、193ページ）
パスチモッターナーサナ（座った前屈、195ページ）
マラーサナ（花輪のポーズ、194ページ）

プラーナヤーマ

1対2呼吸（203ページ）［5分間］
アパーナ・ヴァユ（下向きにふく風）瞑想[2]（204ページ）［3分間］

サンカルパ

私は、内なる光を湛えるこの体を神聖な乗り物として大切に扱います。私は、自分の細胞一つひとつに深い休息を招きいれます。私は無条件に支えられ、育まれ、抱きしめられる価値があるのだと信じます。大地には私を支える力があることを知っています。

マントラ

瞑想の姿勢で座り、背骨の底部に意識を向け、大地とのつながりを感じます。次のマントラを心のなかで、または口に出して唱えます。［5分間］

GAM（**ガム**）、LAM（**ラム**）

・大地とつながる深いリラックスの練習・

［15-20分間］

ヨガニドラの巣にやってきます。居心地の悪い箇所がないように、枕やブランケット、その他必要なプロップで体を支えます。タイマーを15分から20分に設定します。時間に余裕があれば、タイマーを設定する必要はありません。

目を閉じても大丈夫であれば目を閉じます。やさしく目を開け、ぼんやりと見つめても構いません。深い呼吸を3回します。息を吸いながら肺を満たし、吐くときは深いため息を吐くように肺を空っぽにします。

呼吸に意識を向けます。吐くとき、力を抜きゆだねていくと、リラックスが波のように体じゅうに広がります（10呼吸）。

静寂を体に招きいれます。体が存在している空間に意識を向けます（2分間）。体の周りにエネルギー保護バリアの円を描くよう想像します。この円の素材は自分の好きなもの——火、聖なる光、お気に入りの花、新鮮な土、小枝、粘土塀などです。思い浮かぶもので、自分の周りに保護バリアの円をつくります。その円の内側にいる自分を見つめ、感じます（1分間）。

体の動きを静止させていき、鼻から入る息を感じていきます。その息が肺へと運ばれ、そこで溶けこんでいくのを感じます。また息が肺から体外へ出ていく通り道をたどり、体外で息がまた溶けこんでいくのを感じます。呼吸を操作することはしません。呼吸が体へ入ったり出たりする様子を観察するだけです。息を吸ったり吐いたりするときにへそのあたりが上がったり下がったりするのを感じます（2分間）。

大地に横たわる自分を感じます。ゆっくり、体をスキャンするように感じていき、体が支えられているのを感じます。「体へ意識を向ける練習」でこわばりがあった体の部位を思いだしてもよいでしょう。もう一度、快適になるよう体勢を調整しても構いません（2分間）。

音に意識を向け、周りに聞こえるすべての音を、それを判断することなく、心にとめていきます。ある音からもうひとつの音、そしてまた別の音へと意識が動いていきます。すべての音に耳をすませます。あなたは円の内側にいて、音はその円の外側にあります（1分間）。サンカルパを思いだします。

> 私は、内なる光を湛えるこの体を神聖な乗り物として大切に扱います。私は、自分の細胞一つひとつに深い休息を招きいれます。私は無条件に支えられ、育まれ、抱きしめられる価値があるのだと信じます。大地には私を支える力があることを知っています。

床に接している体の各部分に意識を向けます。足先から頭の方へ体をスキャンしていきます。床に接している両足のかかとを感じ、心のなかでマントラLAM（**ラム**）と唱えます。床と接している次の体の部分を感じ、LAMとまた唱えます。頭頂までこれを繰りかえしていきます。

両脚のふくらはぎと床、LAM
両太腿の裏側と床、LAM
臀部と床、LAM
床に接している背骨の各部、LAM
肩甲骨と床、LAM
頭の後ろと床、LAM

LAMと繰りかえしながら、いま言った体の各部分が重たくなっていくのを感じます。呼吸している自分の体に意識を向けます。体が息を吸うときに大地が持ち上がり、大地にやさしく包みこまれるのを感じます。息を吸うという自然に起こる行為が大地を自分に引きよせます。

体が息を吐くときに、大地に身をゆだねるよう体に指示します。息を吸うたび、大地にさらに支えてもらいます。息を吐くたび、自分には支えられる権利があることを受けいれます。数字の27からカウントダウンします。

吸って、27。吐いて、27。

吸って、26。吐いて、26。

吐くたびに、体と心から緊張の層が切り離されます。0に達したとき、体と心が完全に自由になります。途中でカウントしていた数がわからなくなれば、27からまた始めます。0に達したら、無条件に支えてくれている大地を感じます（3分間）。自分の体と大地とが一体になって呼吸しているのを感じます（5分間）。

練習を締めくくり、移行していきます。この移行の瞬間一つひとつに注目していきます。戻ってきた自分をあたたかく迎えいれます。呼吸に意識を向けます。自分の体に意識を向けます。自分の下にある大地に意識を向けます。呼吸を深めていきます（1-2分間）。

ゆっくり右側を下にして横になり、そこから座り姿勢になります。3分間、頭に浮かんだことを何でも自由に書きだします。次の「自己への問いかけ」の質問にも答えます。

自己への問いかけ

深いリラックスの練習後、10分から15分ほどかけて、次の質問に答えていきます。できるだけすばやく書きとめます。文法や構文について気にする必要はありません。自分の胸の祭壇に灯された炎が自分の手を勝手に動かしていると想像します。回答方法は言葉でも、詩でも、ダンスでも、絵でもよいです。浮かんでくるままに表現してください。練習を重ねるたびに下記の質問に戻り、定期的に答えるようにします。

1. 大地とのつながりを最も強く感じられたのはどの練習法でしたか。
2. 支えられていると信じることはできますか。
3. 自分を手伝おうとする他人を拒否したことはありますか。それはなぜですか。
4. 完全に支えられていると感じたときのことを説明してください。そのようなときが思いだせないのであれば、どう感じるか想像して書きだします。
5. 自分の安定を崩す行為で今日やめられることは何かありますか。ひとつ挙げてみましょう。

毎日の練習

深いリラックスや自己への問いかけをおこなう時間がないときは、以下の短めの練習をひとつ以上おこないます。

就寝前の儀式:「私は抱きかかえられている」[10分間]

就寝の準備をし、ベッドに入る直前、地についている両足を感じます。

左足からベッドに入ります。

マカラーサナ（ワニのポーズ、195ページ）でうつ伏せになります。息を吸ったり吐いたりしながら意識を腹部に向け、吸うときにへそのあたりがふくらみ、吐くときにへこむのを感じます。呼吸に意識を向けながら、3カウントで息を吸い、6カウントで吐きます。もしさらに長い呼吸ができれば、カウントを4か5に伸ばし、その倍の長さのカウントで吐きます（10分間）。

体の向きを変え、快適な体勢を見つけ、眠る準備をします。ベッドに横たわる体が支えられ快適であることを感じます。支えを感じない部分があればその箇所を心にとめ、枕の位置を調整したり、脚のあいだに枕を挟んだり、必要であれば腕を枕の方にまわしたりと、調整します。やすらいできたら、胸のあたりに意識を持っていきます。意識をそこに置き、深く吸いこみ、耳に聞こえる大きさで、ため息をやわらかくつきます（9回）。

意識を胸のあたりにとどめます。大地の安定感、強靭さ、そして自分を支えてくれる力への感謝を思いだします。「私は支えられ、抱きかかえられている」と繰りかえします（3回）。

意識を胸のあたりにとどめながら、眠りに落ちていきます。

起床時の儀式：「私は支えられている」［2-5分間］

覚醒への移行期にある自分に気づき、睡眠と覚醒とのあいだに存在するはざまを感じていきます。昨晩自分に言い聞かせた言葉（アファメーション）を思いだします。「私は支えられている」これを静かに自分に繰りかえします。

胸のエネルギーセンターに意識を置き、呼吸のスピードを落とし、手足を動かし伸ばしていきます。右足から先にベッドから出て、大地とのつながりを感じ、それから両足が大地としっかりつながっているのを感じます。一息ついて、足元に広がる大地を感じます。

時間をとって、自分が支えられていると思えることをいくつか書きだします。また、支えが足りていないと思うことや、誰かに協力を依頼できそうなことをメモします。一日を通して言葉（アファメーション）を思いだしていきます。

自然のなかでの強化練習：大地の波動［15分間］

以下の練習をおこなうことができる屋外のスペースを見つけます。芝がある公園や裏庭、砂浜など、比較的静かで虫が少なく安全に感じられる場所がよいでしょう。タイマーを15分、もしくはもっと時間があれば長めに設定します。

地面に横たわります。大地に自分を支えてもらえるように依頼し、大地に感謝します。もし砂浜（この練習をする私のお気に入りの場所）でおこなうのであれば、砂を掘って体をそこにはめます。練習場所によっては、芝の上に横たわったり、大きく平らな岩の上に寝転んだりしても構いません。地面と接することのできる場所であればどこでも構いません。

自分自身が完全に支えられるよう調整します。例えばかかと、お尻、腰、首が支えられるよう、砂で支えをつくります。必要であれば、地面に横たわるためのブランケットや枕を持ってきましょう。私はよくこの練習を思いつきで、プロップの用意なしにおこないます。どこでやるにしても、快適な体勢を取りましょう。

鼻から深く息を吸って、口から大きなため息をするように吐きだします。これを3回おこないます。そして自然な呼吸をしていきます。その呼吸を心にとめていきます（1分間）。

大地に横たわる自分を感じます。以下を自分に繰りかえします。

「大地よ、私を支えてください。あなたは、私、そして私が背負うすべてを支えられると信じています」（3回）

自分の周りにあるものすべてを感じていきます。横たわっている地面、肌にあたる風、太陽のあたたかさ、または夕方のひんやりとした空気。自分の呼吸が入ったり出たりするのに耳をすませるにつれ、周りの音が遠のき消えていきます。自分の下に広がる大地の温度に意識を向けます。

自分が支えられていることに気づき、そこで静止しつづけます。自分の動きが静止していくなかで、大地から発せられるやさしい波動を観察していきます。その波動を感じます。自分の体を感じます。そしてまた波動に戻ります。

息を吸うときに、体の毛穴一つひとつでこの波動を受け取っていくのを感じます。そして吐くときにその同じ毛穴から毒素や心配事、そしてストレスが出ていくのを感じます。手放したものすべてが、大地に埋められていくのを想像します。大地は自分を支えることができるのだと思いだします（2分間）。

大地の波動と自分の体の波動がひとつに重なっていくのを感じます。休息します。自分をゆだねます。タイマーが鳴ったら、座り姿勢になります。静かに座ります。自分の方法で、大地に感謝します（1分間）。

目を開け、3分から10分ほどかけて自由に書きだします。

·7·
練習II
AUMの波

この練習では、水のようなエネルギーの流れ動き、洗い流し、育んでくれる特性とつながります。こういった特性は、人生の浮き沈みを乗りこえる力を養う助けになります。この深いリラックスの練習法はさまざまなバリエーションで伝えられていますが、プラティヤハーラの練習の一貫として、体の18か所にプラーナを引きこむという、『サウラプラーナ』などの教典に記載の智慧が元となっています。[1] この練習では、消滅の過程にスポットライトを当て、体の各部とそれらに関連する元素への意識を徐々に消滅させていきます（125ページ参照）。

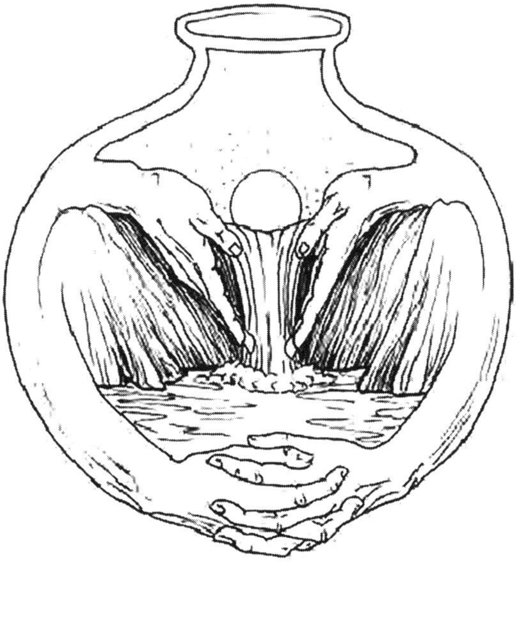

効果

エネルギーのリセット
体の快適さと自由を感じる
ネガティブな感情を手放す
変革と成長
浄化

この練習が適しているとき....

・エネルギーのリセットをしたいと感じるときいつでも。
・不健全な環境にいたあとに。
・不安感やストレスを手放すために。
・瞑想やヨガニドラの体験を深めるために。
・ジャーナリングや、絵や詩をかくといった想像力が必要な作業の前に。

これを教えるのが適しているとき....

・プラーナとプラーナマヤ・コーシャの感度を上げるために。
・本当の自分へと戻らせてくれる、プラティヤハーラを発展させるために。
・消滅の練習（ラヤ・ヨガ）についての学びを深めるために。

不健全な環境（否定感や喧嘩、失礼な態度があった場所）で過ごしたあとに、自分自身に新しいエネルギーを吹きこみ、自分のなかの穏やかさの源に戻りたいとき、この練習法は有益なツールとなります。この練習は快適さをもたらし、ネガティブな感情から自分自身を切り離すのに役立つでしょう。シュスムナ瞑想と深いリラックスの練習は両方とも、プラーナとプラーナマヤ・コーシャへの感度を引きあげてくれます。深いリラックスの練習はまた、プラティヤハーラの完全な練習でもあります。この練習では、感覚をひっこめ、体への意識を消滅させていくよう命じられます。この練習はまた、**ドゥヴァダシャンタ**という頭頂の30センチメートル上の空間へ意識を向けることで、内側のパーソナルスペース（オーラ）と外側のスペースとのあいだの移行スペースに気づかせてくれます。大地とのつながりを感じられないときや、この練習において初心者であれば、最後にある頭頂の30センチメートル上まで感じるステップを飛ばし、その代わりに第三の目から頭頂へとプラーナを追います。125ページのイラストを参照してください。[2]

継続的に練習することにより、人生の浮き沈みを優れた判断力と好奇心を持ちながら客観的に眺め、変化のさなかでも安定を保つ能力を高めることができます。

深いリラックスへの準備

体や呼吸、そしてプラーナを動かすことは、体を休ませる準備としてとても効果的です。以下の準備練習は任意です。時間があるときは試し、その後の練習がどう感じるか、違いを感じてみてください。

ポーズ

呼吸と動きとを合わせながら、以下のポーズや動きをひとつかふたつ、数分かけておこないます。

よつんばいの姿勢で腰をまわす（194ページ）

よつんばいの姿勢で八の字を描く（194ページ）

プラーナヤーマ

シュスムナ瞑想（204ページ）［10分間］

サンカルパ

息を吸うとき、私を支えいきいきとさせる生命エネルギーを招きこみます。息を吐くとき、私が持つ自由への願望を認めます。私の呼吸ははるか遠くまで広がります。宇宙に支えてもらいます。宇宙の愛の波で私は浄化されます。私は自由です。

マントラ

瞑想の姿勢で座り、仙骨または骨盤のエネルギーセンター、あるいは子宮のあたりを思いえがきます。次のマントラを心のなかで、または口に出して唱えます。[5分間]

VAM（ヴァム）、AUM（オウン）

VAMは、水と第2チャクラに向けられたマントラです。AUMは、宇宙全体とさまざまな意識状態とを表すマントラで、エネルギーと生命力の種子真言です。

・ 深いリラックスの練習：AUMの波 ・

[30–40分間]

ヨガニドラの巣にやってきます。あお向けまたは横向きに横たわるか、壁に背をあて座ります。快適な態勢が整ったら、体の周りに自分好みの保護バリアの円を思いえがきます（1分間）。

音に意識を向け、周りに聞こえるすべての音に、それについて判断したり疑問に思ったりすることなく、心にとめていきます。ある音からもうひとつの音、そしてまた別の音へと意識が動いていきます（1分間）。すべての音に耳をすませます。自分は円の内側にいて、すべての音はその円の外側にあり、徐々に遠のいていきます（1分間）。吸うとへそのあたりが持ち上がり、吐くとへそのあたりが下がる、その呼吸に意識を向けます（2分間）。

鼻から入った息が、頭頂まで移動していくのを感じます。吐くときに、その息が頭頂から足先まで移動していくのを感じます。また吸う息が頭頂まで移動していくのを追っていきます。

10から0まで呼吸をカウントダウンします。息を吐くたび、体と心にあるこわばりや緊張を手放していきます。カウントに集中します。吐く、10。吸う、10。吐く、9。吸う、9、とつづけます。カウントしていた数がわからなくなれば、10からまた始めます。カウントを終了したら、呼吸に意識を向けます（1分間）。

次の吐く息の流れを追います。吐く息が頭頂から下がり、体の中央、両脚、そして両足のあいだの空間へと移動するのを感じます。次に吸う息が両足のあいだから上がり、体の中央、そして頭頂へと移動するのを感じます。

次に吐くとき、**AAAUUUMMM**と心のなかで繰りかえすか、その波動を感じ、それを呼吸と共に頭頂から下へ、体の中央、そして両足のあいだへと移動させます。呼吸にのるAUMの音がヨガマットの縁まで流れていくのを感じます。

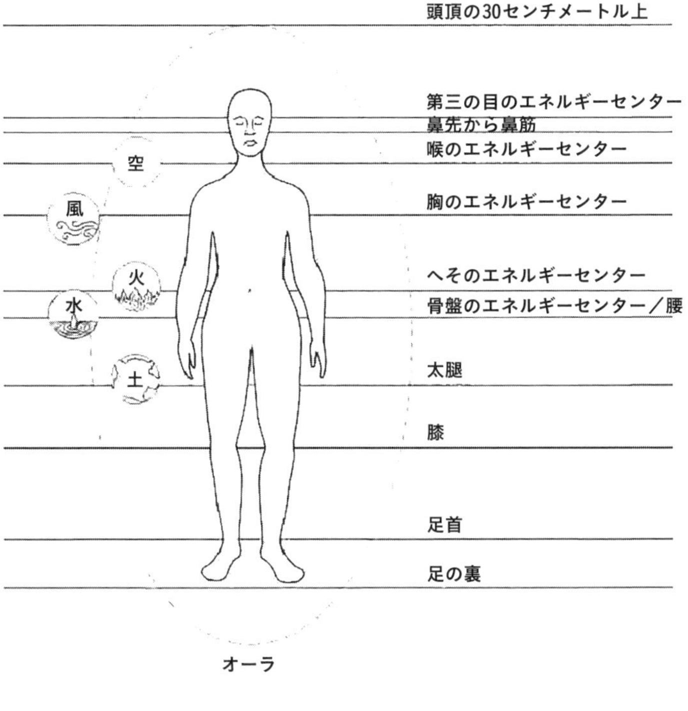

AUMを吸いこむとき、吸気とAUMという波動をヨガマットの縁から両足、そして両脚のあいだ、そして背骨を経由して頭頂まで引きあげるように感じていきます。吐きだすAUMは、あなたが横たわっている部屋のドアまで流れていきます。

吸うとき、AUMの呼吸がまた頭頂まで流れて戻っていきます。吐くたびに、それはさらに遠くの空間へ広がります。AUMと吐きだすと、それがお気に入りの木まで流れていき、AUMを吸いこむと、またそれが頭頂まで流れて戻ってくるのを感じます（5回）。AUMと吐きだすと、それが空まで流れていき、AUMを吸いこむと、またそれが頭頂まで流れて戻ってくるのを感じます（5回）。

AUMと吐きだすと、それが海の端まで流れていき、AUMを吸いこむと、またそれが頭頂まで流れて戻ってくるのを感じます（5回）。

AUMと吐きだすと、それが海の向こうにある大陸まで流れていき、AUMを吸いこむと、またそれが頭頂まで流れて戻ってくるのを感じます（5回）。

AUMと吐きだすと、それが月まで流れていき、AUMを吸いこむと、またそれが頭頂まで流れて戻ってくるのを感じます（5回）。

AUMと吐きだすと、それが一番輝いている星まで流れていき、AUMを吸いこむと、またそれが頭頂まで流れて戻ってくるのを感じます（5回）。

AUMと吐きだすと、それが宇宙の果てまで流れていき、AUMを吸いこむと、またそれが頭頂まで流れて戻ってくるのを感じます（5回）。

静止したまま静寂のなかで休みながら、AUMの波動が体のなかで響くのを体感し、プラーナ（生命力）の流れを感じます。両足裏に意識を向けます。AUMの波動、プラーナ、または気を、呼吸にのる波のように感じていきます。AUMの波動のなかで休みます。[3] サンカルパを思いだします。

息を吸うとき、私を支えいきいきとさせる生命エネルギーを招きこみます。息を吐くとき、私が持つ自由への願望を認めます。私の呼吸ははるか遠くまで広がります。宇宙に支えてもらいます。宇宙の愛の波で私は浄化されます。私は自由です。

吸ったり吐いたりしながら、プラーナまたは気が呼吸に運ばれているのを感じます（1分間)。吸うときに、波動または気が両足裏から頭頂まで移動するのを感じます。吐くときに、プラーナが波となって足裏に戻っていきます（3分間)。

次に吸う息は、足首から頭頂へ移動し、そしてまた足首へと戻ります（3分間)。プラーナの波がふくらはぎの中央から頭頂へ流れ、そしてまたふくらはぎの中央へと戻るのを感じます（2分間)。プラーナが両膝から頭頂へ移動し、そしてまた両膝へと戻るのを感じます（2分間)。

腰から頭頂へ移動し、そしてまた腰へと戻るプラーナを追います（1分間)。骨盤のエネルギーセンターから頭頂へと移動するプラーナを追います（1分間)。

プラーナや気がへそのエネルギーセンターから頭頂へ移動し、そしてまたへそへと戻るのを観察します（1分間)。プラーナが胸のエネルギーセンターから頭頂へ移動し、そしてまた胸のエネルギーセンターへと戻るのを感じます（1分間)。プラーナが喉のエネルギーセンターから頭頂、そしてまた喉のエネルギーセンターへと戻るのを感じます（1分間)。

プラーナが舌のつけ根から頭頂へ移動し、そして舌のつけ根へと戻るのを観察します（1分間)。

息を吸い、プラーナが鼻先から鼻筋へ移動し、そしてまた鼻先へと戻るのを感じます。[4]（2分間)。

息を吸い、気が第三の目のエネルギーセンターから、頭頂の30センチメートル上へと移動し、また第三の目へと戻るのを感じます（5分間)。

広がる意識のなかで休みます（3-5分間)。

意識を体の各エネルギーポイントで休ませ、そこでAUMの波動を感じます。

第三の目
喉のエネルギーセンター
胸のエネルギーセンター
へそのエネルギーセンター
骨盤のエネルギーセンター
背骨の底部

練習を終えるにつき指先を床につき、接地ケーブルで大地とつながっているように感じていきます。戻ってきた自分をあたたかく迎えいれます。深い呼吸をします（3回）。横になり、そこからゆっくりと座り姿勢になります。5分間、自由に書きだします。

自己への問いかけ

深いリラックスの練習後、10分から15分ほどかけて、次の質問に答えていきます。できるだけすばやく書きとめます。文法や構文について気にする必要はありません。自分の心が自分の手を勝手に動かしているのだと想像します。回答方法は言葉でも、詩でも、ダンスでも、絵でもよいです。浮かんでくるままに表現してください。練習を重ねるたびに下記の質問に戻り、定期的に答えるようにします。

1. 人生の嵐のさなかにいるとき、どんな考え方が一番役立つでしょうか。
2. 混乱時にその考え方に至るのを邪魔するのはどんなことでしょうか。どんなことを覚えていないといけないでしょうか。
3. 人生のどんな変化が一番恐ろしいでしょうか。
4. 避けられない変化とはどんな変化でしょうか。どうすればそういった出来事を自然に受けいれ、そこに意識を向けながら準備ができるでしょうか。

毎日の練習

深いリラックスや自己への問いかけをおこなう時間がないときは、以下の短めの練習をひとつ以上おこないます。

就寝前の儀式：月光浴と呼吸［5-10分間］

この練習は、屋外でも屋内でも満月の月光の元で、または満月を想像しながらおこなうことができます。想像するのが難しい場合、練習の前に月の画像をいくつか見ておきましょう。

就寝時間の直前、静かに座ります。頭の真上に月を想像します。あかるい満月です。その満月から発せられている光を心の目で見て、感じていきます。少しのあいだ、両側の鼻孔から呼吸します。その呼吸を操作したり調整したりしようとせず、ただ入って出ていくのを観察します。鼻孔の片方がもう一方より開いていることを心にとめます。その片方で呼吸がより強く感じられます。優性な鼻孔のみで呼吸しているように感じていきます。

優性な鼻孔から呼吸し、その鼻孔から息を吸って吐いていきます（1分間）。もし意識が左側の鼻孔にないのであれば、意識をそこに移します。息を吸うときに月から出る蒸気が左の鼻孔から入り、吐くときに右の鼻孔から出ていくのを感じます。この月光が、育むような、新鮮で落ちつきのある感覚をつくりあげているのを感じます。

左の鼻孔から4カウントで吸い、右から8カウントで吐きます（3分間）。

頭の真上にある月を思いだします。月の蜜が雨の雫のように自分に降りそそいでくるのを感じます。それが体の各細胞に取りこまれやすらかな感覚を呼びおこしているのを感じます。この癒やしの蜜を肌に塗りこむように、やわらかく愛情を込めて、体を光でマッサージするよう思いえがきます。顔、腕、脚、そして胸もマッサージするよう思いえがきます。喉のエネルギーセンターに月があると想像して、横たわり眠る体勢になります。

起床時の儀式：煌めく月の目覚め［3分間］

意識を取りもどしつつある自分を感じながら、眠りと覚醒とのはざまで休みます。夢の水のような性質を味わい、意識の行き先に心をとめていきます。睡眠と完全に覚醒した状態とのあいだの限りある特性を感じます。目を覚ましつつあるところで前夜想像した満月の癒やしの蜜を思いだし、座り姿勢になります。浮かんでくる思考、特に「あと5分寝たい！」という声を認識し手放します。

サンカルパを思いだします。

> 息を吸うとき、私を支えいきいきとさせる生命エネルギーを招きこみます。息を吐くとき、私が持つ自由への願望を認めます。私の呼吸ははるか遠くまで広がります。宇宙に支えてもらいます。宇宙の愛の波で私は浄化されます。私は自由です。

吸う息と吐く息とを一つひとつ感じます。真新しく、澄んだ状態に生まれ変わった自分を感じます。呼吸の一つひとつが生命力をもたらし、夜の重たさと惰性とを解き放ちます。月の蜜を思いだし、自分を育み支えるためにまだ自らの上に降りそそいでいるのを感じます。

もう一度、月の蜜を体に塗りこみ自分をいたわっていきます。愛情を込めてそれを体にマッサージしていくのを想像し、前夜よりも力強く塗りこみ体の各部をやさしくもしっかりとしたマッサージで目覚めさせていきます（3分間）。

マッサージが済んだら、5分間自由に書きだします。

自然のなかでの強化練習：元素の目覚め［15-20分間］

川や海、噴水、水のうねりや細い流れ、または泡を含みながら湧きでる動きが聞こえる場所をどこか見つけます。向かってくる波を心配する必要がない、水そのものから安全な距離を取りながらも、水の音が聞こえる場所にたたずみます。水へ近づけない場合、オンラインで波の録音を見つけたり、この瞑想の音声ガイドを聞いたりするとよいでしょう。

少し時間を取り、横たわるのに快適で安全な場所を見つけます。呼吸の自然な流れに全意識を向けます。呼吸を操作しようとはせず、ただ呼吸する自分を観察します。腹部が上がったり下がったりするのを観察します。入ったり出たりする呼吸を観察しながら、心のなかで「体が息を吸う。体が息を吐く」と繰りかえします（10呼吸）。

地上に横たわる自分の体に意識を向けます。大地の波動を感じ、その波動とのつながりに心をとめていきます。少し時間を取り、水の元素に感謝の意を伝えます。自分の下に広がる大地の温度を感じます。空気のなかに水分を感じられるでしょうか。いまの空気といつも吸っている空気との違いに心をとめていきます。

体に入ってくる呼吸を感じます。体が存在している空間を感じます。自分を取りまく空気の性質を感じます。水の音に耳をすませます（2分間）。

自分の体の60％は水でできていることを思いだします。この水分とそれによって生かされている命に感謝します。口内の唾液、血管の血液といった体内の液体を感じます。背骨のなかに上向きに流れる川があるのを想像します。息を吸うたびに背骨の底部から頭頂までその川が流れているのを感じます（2分間）。

その川が体の大きさまで広がるのを感じます。体全体を流れる水のように感じます。そこにある波や、流れの強弱を心にとめていきます。流れの強さは重要ではなく、ただ流れがあることを心にとめていきます。ゆだねて、水でできている体としての自分自身を観察します（2分間）。

息を吐くたびに、自らが少し蒸発し、細かな霧として上昇したり、蒸気となって雲の一部になったりするのを感じます（5呼吸）。

その雲が暗くなり、雨雲へと変化するのを想像します。大地に降りそそぐ癒やしの蜜のように、空から雫になって降りおちる自分の姿を想像します。穴だらけの岩を通り、地層へと浸透し、曲がりくねった道を通って、断層から地上へ湧きあがるのを想像します（2分間）。

自分は広い海へ降りおちる雫だと想像します（2分間）。

自分自身を流れる水のように感じます。流れの強弱を乗りこえていきます。何かしようとすることを手放します（5分間）。

もう一度水の音に耳をすませ、呼吸を深めます。その音によって完全に自分の体に戻っていきます。真新しく、あらたな活力と感謝の気持ちとを感じます。

・8・

練習 III

深くリラックスし、本質を目覚めさせる

この練習ではマントラや光、意識を体系的に体の各**マルマ**・ポイントに動かしていくよう思いえがくことで、生命力を高め心身を浄化させます。

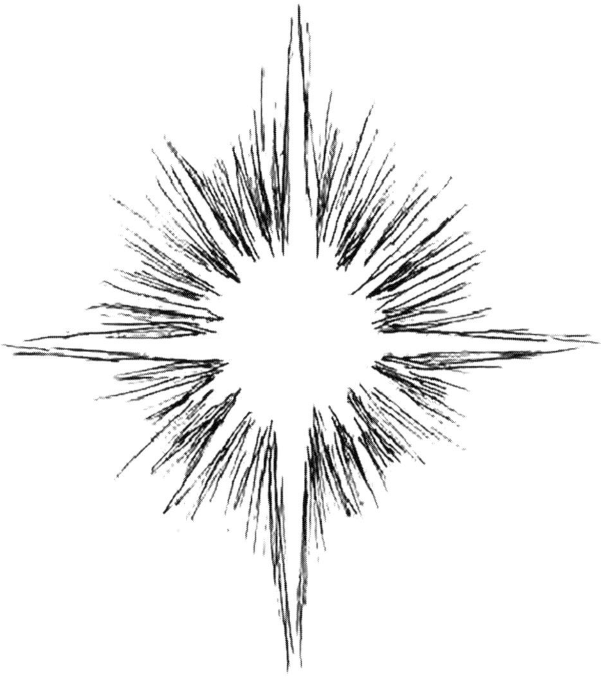

効果

気分をすっきりさせる
一点に集中する能力を高める
自分にある普遍的な性質を内観する
心身を深いリラックス状態に導く
鍛錬を積む

この練習が適しているとき....

・心配事があるとき。
・試験やテストの前。
・大切な判断をしなければいけないとき。
・心や体をリセットしたいとき。
・重々しさやだるさを感じているとき。

これを教えるのが適しているとき....

・いつでも。

何をしていいかわからないときにお薦めの練習法です。生徒に教えるのがこの練習だけだとしても十分です。私がコーチングしている生徒の大半は、程度は異なるもののストレスと不安感を訴えています。心配事は仕事やお金、子どもや年老いた両親について、あるいは世界の安全について。心身のバランスが崩れているように感じ、想像力に欠け、夢を追いかけるために必要な心のスペースやリソースが不足しています。常に何かに心配し、思考のスイッチを切ることができません。この練習は、注意を内側へ向け、体の生命力（生気鞘）を活気づけ、思考を落ちつかせるのに役立ちます。

深いリラックスへの準備

体や呼吸、そしてプラーナを動かすことは、体を休ませる準備としてとても効果的です。以下の準備練習は任意です。時間があるときは試し、その後の練習がどう感じるか、違いを感じてみてください。

ポーズ

以下のポーズや動きをひとつかふたつ、数分かけておこないます。

チャクラヴァカーサナ（ウシとネコのポーズ、193ページ）の一連ポーズで、呼吸を吐くときにAUMと唱える。

・シャヴァーサナ（亡骸のポーズ、195ページ）。

・マカラーサナ（ワニのポーズ、195ページ）で腹式呼吸（202ページ）。

・深い呼吸をしながらゆっくりやさしく、感じるままに動く。

・呼吸に意識を置いたアーサナ（動きと呼吸をつなげ、そのつながりを感じながらとるアーサナならなんでも）。

・踊って緊張を解きほぐし、自らの感情を表現する。

プラーナヤーマ

以下から好きなものをひとつ選びます。その効果を感じ、メモを残します。

ブラーマリー呼吸（ハチの羽音の呼吸、201ページ）［9回］

1対2呼吸（203ページ）［5分間］

ナディ・ショーダナ（片鼻呼吸、202ページ）［3分間］

サンカルパ

うつくしく神聖な決意が次々と心に現れ、成功の自信で満ちあふれますように（『シヴァ・サンカルパ・スクタ』の最終節の翻訳）

マントラ

TAN ME MANAHA SHIVA SANKALPAM ASTU

心が成功の自信で満ちあふれますように

このマントラは『シヴァ・サンカルパ・スクタ』という聖歌で繰りかえされる節を翻訳したものです。この節には全6節で構成される賛美歌全体の利点が凝縮されていて、全体を唱える時間がないときや覚えきれない場合に使うことができると、スワミ・ヴェーダ・バラティは語っていました。この全体のマントラは、真の目的に沿った考えを遂行できるよう思考に促します（マントラ全体については201ページ参照）。

・深いリラックスの練習：宇宙の意識・

［15-30分間］

この深いリラックス方法は、サンスクリット語で**シャバラトラ**（亡骸の旅）と呼ばれる練習法に基づいています。プラーナを体の一部分から別の部分に移動させていくことで、思考を埋め、意識を内側に向け、集中力をとぎ澄まし、プラーナで体をいきいきとさせる練習法です。伝統的には、体に光の点を当てることを思いえがく**ニャサ**と呼ばれる練習法として教えられていました。ニャサは「～を置く」「～を植えつける」という意味があります。一般的な方法では、マルマ・ポイントとつながりのある体の各所に意識を向けていきます。この練習法の起源は『ヴァシシュタ・サンヒター』という教典や『スシュルタ・サンヒター』というアーユルヴェーダの教典にたどることができます。[1] また他の教典では、体のある部分から他の部分へプラーナを動かすことは最も優れたプラティヤハーラの練習だと紹介されています。[2] 私は2005年にパンディット・ラジマニ・ティグナイト氏にネトラ・タントラを学んだときはじめて、マントラを体へ意識的に向けるこの練習法について学びました。とても効果の強い練習法のため、体の各部位に向けるものについては、いくつかのオプションを下に掲載しています。

光の点のほか、次に挙げる一般的なオプションを体に当てる想像をするものとして使い、自分の練習を組みたてるとよいでしょう。炎や太陽光を使うことは避けてください。下記以外のものを使いたい場合は、経験のある講師に相談しましょう。

AUM
穏やかさと育みをもたらす月
自分のマントラ（講師に相談の上）
癒やしをもたらすマハ・ムリチュンジャヤ・マントラ（199ページ）
癒やしをもたらすバラ色の光
サンスクリット語の音節
またたく青色の星（ガンや腫瘍がある場合は禁忌）

自分のヨガニドラの巣にやってきます。20分間ほぼ動かないままいられそうな、無理のない快適な姿勢を取ります。もちろんこのときは動いて調整して構いません。

休息の場所での体勢が決まったら、深い呼吸を何度か繰りかえして体の力を抜いていきます。体が大地の上に横たわっているのを感じます。呼吸している体に意識を向け、大地にのっかっているその体の重さを感じます。息を吸うときに体が軽くなり、吐くときに体が重くなります。

自分の下にある大地を感じます。その強さと堅強さが、自分を無条件に支えていることを感じます。大地は自分の体すべて、そして自分が抱えているものすべてを十分に支えることができます。

息を吸うときに大地が持ち上がり、包みこまれるのを感じます。息を吐きながら、重力に引っぱられ、それに抗うことなく体の力をゆるめ、大地のなかに向けて全体重が下へ、下へと落ちていくのを感じます（2分間）。

自分の呼吸に意識を向け、それがどこを通っているのか感じます。呼吸で腹部が上がったり下がったりします（腹式呼吸については202ページを参照）。

息を吸うたび体がすっきりして浄化されるのを感じます。息を吐くたび心身のいたる箇所で緊張がほぐれていくのを感じます（1分間）。

20から0まで呼吸をカウントダウンします。

吸う、20。吐く、20。吸う、19。吐く、19とつづけます。体と心にあった緊張がさらに放たれ、0になったとき自由になります。数を間違った場合は、20からもう一度始めます（2分間）。

カウントをやめます。体をスキャンするように感じ、残っている緊張を解き放ちます。サンカルパを思いだします。

うつくしく神聖な決意が次々と心に現れ、成功の自信で満ちあふれますように（1分間）

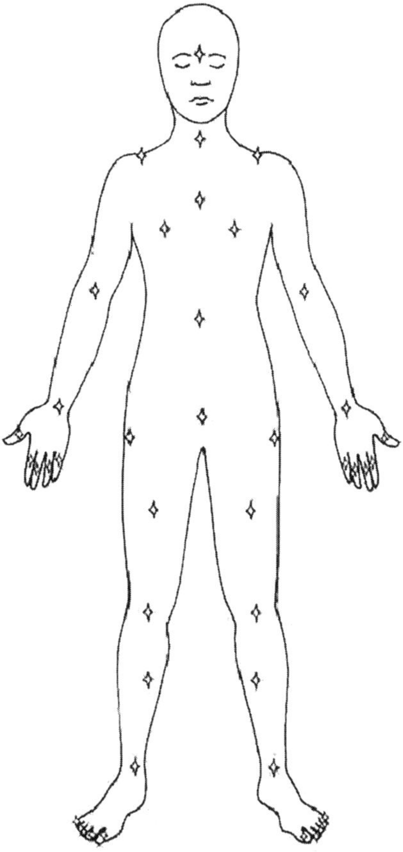

眉間のエネルギーセンターに意識を持っていき、そこで小さくきらめく星を感じます。さらに以下の場所にきらめく星を見ていく、またはそこに当てていきます。

喉のくぼみ
右肩の関節
右肘の関節
右手首の関節
右手の小指
右手の薬指
右手の中指
右手の人さし指
右手の親指
右手首の関節
右肘の関節
右肩の関節
喉のくぼみ
左肩の関節
左肘の関節
左手首の関節
左手の小指
左手の薬指
左手の中指
左手の人さし指
左手の親指
左手首の関節
左肘の関節
左肩の関節
喉のくぼみ↗

↗胸の中央
右の乳頭（または胸の右側）
左の乳頭（または胸の左側）
胸の中央
へそのエネルギーセンター
骨盤のエネルギーセンター
（背骨の底部）
股関節の右側
右腿の中央
右膝の関節
右ふくらはぎの中央
右足首の関節
右足の第五趾
右足の第四趾
右足の第三趾
右足の第二趾
右足の第一趾
右足首の関節
右ふくらはぎの中央
右膝の関節
右腿の中央
股関節の右側
骨盤のエネルギーセンター
（背骨の底部）
股関節の左側

左腿の中央
左膝の関節
左ふくらはぎの中央
左足首の関節
左足の第五趾
左足の第四趾
左足の第三趾
左足の第二趾
左足の第一趾
左足首の関節
左ふくらはぎの中央
左膝の関節↗
↗左腿の中央
股関節の左側
骨盤のエネルギーセンター
（背骨の底部）
へそのエネルギーセンター
胸の中央
右の乳頭（または胸の右側）
左の乳頭（または胸の左側）
胸の中央
喉の基部
第三の目のエネルギーセンター

自分の体に星座が浮かびあがるのを想像します。さらにあらたな星座が体の右側、それから左側にあるのを心の目で見ます。体の上に浮かぶ銀河を感じます。体の下に広がる銀河を感じます。体がきらめく星あかりの広大な空間に浮き、その星々の光で満たされていくのを感じます（3分間）。

意識を胸にとどめます。胸が液状のダイヤモンドのように輝く海水で満たされているのを感じます（10分間）。

無限に広がる意識のなかで休みます（3-10分間）。

自分に肉体があることを思いだします。サンカルパを思いだします。

うつくしく神聖な決意が次々と心に現れ、成功の自信で満ちあふれますように（1分間）

自分が存在している空間そして時間を静かに認識していきます。

自分は地球という惑星にいる。
＿＿＿＿＿＿＿＿＿＿という国の

________________という都道府県の

________________という町にある

________________の部屋にいる（1分間）。

呼吸を深めます。体を伸ばしたり、膝を曲げ胸の方に近づけたり、感じるままに体を動かしていきます。戻ってきた自分をあたたかく迎えいれます。

右か左向きに横になります。いまの感覚を観察します。数分間時間をとって、自由に思いついたことを書きとめ、「自己への問いかけ」への答えを書きだします。

自己への問いかけ

深いリラックスの練習後、10分から15分ほどかけて、次の質問に答えていきます。できるだけすばやく書きとめます。文法や構文について気にする必要はありません。自分の胸の祭壇に灯された炎が自分の手を勝手に動かしていると想像します。回答方法は言葉でも、詩でも、ダンスでも、絵でもよいです。浮かんでくるままに表現してください。練習を重ねるたびに下記の質問に戻り、定期的に答えるようにします。

1. 自分の人生のどんなことに目をつぶっていますか。
2. 目をつぶることで、どんな代償を払っているでしょうか。
3. 目をつぶることを選ぶことで、どんなパターンや状況に繰りかえし陥っているでしょうか。
4. 困難に直面したときに、その瞬間にあり、思いやりを持ち、勇気ある行動を取るために毎日おこなえることをひとつ挙げるとしたら何でしょうか。
5. 自分の最大限の可能性に目をつぶる癖を助長している日々の行動で、ひとつやめられるとしたらそれは何でしょうか。
6. 繰りかえし頭に浮かび、自分の人生を色あせさせている信条は何でしょうか。それは真実ですか。それはあなたの前進をどのように邪魔していますか。

7. 行きづまったときに自分を前進させてくれる肯定的な決意（アファメーション）を何か持てるでしょうか。

毎日の練習

深いリラックスや自己への問いかけをおこなう時間がないときは、以下の短めの練習をひとつ以上おこないます。

就寝前の儀式：マウナ（静寂）[15分間]

就寝前の15分間、静かに過ごします。スマートフォンを別室に置き、テレビを消し、電磁音さえも聞こえないようにベッドルームの電子機器のケーブルをすべてコンセントから抜きます。どうしても部屋に置いておきたい電子機器には濃い色のタオルや布をかけます。家族と住んでいる場合は、就寝前の15分間静かな時間を持てるよう前もって話しあっておきましょう。他の人がこの静寂の時間を快く思っていなくても、その思いを受けいれ、思いやりの心を持ちましょう。ノイズキャンセリングイヤホン、耳栓、ホワイトノイズマシン、MP3プレーヤー、アプリなどを活用しましょう。きっちり15分間できないとしても、できるだけ長く静寂のなかにとどまりましょう。

読書やメールをやめ、今後の予定を立てるのをやめ、ただ座るという行為を自身に許可します。自分の呼吸、体、そしてエネルギーに意識を向けます。外からの情報について会話を始めようとする自分の思考を観察します。自分のなかで解説や会話を始めることはせず、ただ観察するという態度に戻ります。眠る準備ができたと感じたら、意識を胸のエネルギーセンターに置きサンカルパを思いだします。

うつくしく神聖な決意が次々と心に現れ、成功の自信で満ちあふれますようにこのマントラを胸のエネルギーセンターで灯る光と想像する、またはその波動を感じます。その光または波動を胸に感じながら眠りにつきます。

起床時の儀式：鏡を覗きこむ［5-10分間］

ベッドの近くに鏡を置いて寝ます。スマートフォンのカメラではなく実際の鏡を使いましょう！　心の目覚まし時計を、起きる必要のある時間から15分前にセットしておきます。（実際の目覚まし時計をバックアップとしてセットしておいてもよいです。）こうすることで、練習をするための時間と余裕をつくることができます。

目が覚めつつあると感じたら睡眠と起床のあいだを移行していることをすぐに思いだし、その時間を味わいます。その瞬間にあります。その瞬間を認識したあと、鏡を手にとり自分を見つめます。自分の目をよく見ます。目をそらさないようにします。何が見えますか。誰が見えますか。目の前に写っている人物を見てどんな思いが浮かびますか。目のなかには何が映っているでしょう。あなたは誰でしょう。

自分の目を見つめながら3回、声にだしてこう繰りかえします。「自分には人生のうつくしさを楽しむ権利がある」（3回）起き上がったり座ったりして、3分間、思い浮かんだことを自由に書きとめます。

自然のなかでの強化練習：星あかりの目覚め［5分間］

星あかりの目覚めの練習法は、ヨガニドラのトレーニング・リトリートで好んでおこなっている自然のなかでの練習です。一度おこなうだけでも、多くの生徒がヨガニドラの奥深さを感じることができるようです。カリフォルニア州のビッグサーで開催したリトリートである晩直感的にやったのがはじまりで、以降この練習法を取りいれています。自然にかこまれ、電光が少なく、星が見える環境でおこなうのに適しています。都市部でも新月の夜にあかるく輝く星シリウスを見つけられるかもしれません。

安全な場所で、敷物のうえか、背もたれのあるゆったりとした椅子のうえに寝ころがり、夜空を眺めます。目をやさしく開いて眺めます。夜空全体が視野に入るようにしましょう。何が見えるか確認していきます。一番目をひく星に意識を向けます。それは一番あかるい星かもしれないし、一番きらきらしている星、またはお気に入りの星座の星かもしれません。その星と同じ輝きで自分ができていることを思いだします。

星をやさしく眺め、目を閉じます。まぶたの内側からその星を見つづけ、その星を体のなか、眉間の第三の目の位置に招きいれます。そこで輝いているのを感じます。

一度目を開けます。お気に入りの星をもう一度見て、目を閉じ、今度は脳の中央でその星が輝いていると想像します。同じことを体じゅうで繰りかえしていきます。星を見て、それが体にあるかのように感じていきます。もし星を見失っても心配する必要はありません。その星を感じ、思いだし、それを体に当てていくよう思いえがきます。

その輝いている星を喉、へそ、骨盤の各エネルギーセンターで感じます。そして一番下の背骨、手の指先一つひとつ、足の指先一つひとつ。輝く星々で体がうめつくされます。自分の体のなかに銀河が浮かびあがります。目を開け、星々がちらばる夜空を見あげます。目を閉じ、自分のなかで輝く星々を見つめます（5分間）。

宇宙のように広がる自分の体を感じます。星々の輝きに感謝を伝えましょう。実際に星が見ることができない場合、星あかりの映像を見てみましょう。[3]

ヴリッティを炎に捧げる

これは自分の考え――ポジティブ、ネガティブ、そのどちらでもないものすべて――を炎に捧げる練習法です。捧げて手放します！

たき火や暖炉、キャンドルなどの直火の前に座ります。または燃え上がる炎の前に自分が座っていると想像します。炎の浄化、変革、活性化といった作用に感謝を伝えます。なにか思考が浮かぶたびに、それをその炎へと捧げます。ネガティブな思考だけでなく、ポジティブなものも、どちらでもないものもすべて捧げます。外界を見たり解釈したりするのに使う心のレンズが炎によって浄化されるのを感じます。

思い浮かぶ思考すべてを炎に捧げます。胸に手をあて、心にあるすべての思考を、たゆまず愛を込めて捧げることを誓います。

思考をひとつずつ炎に捧げるたびに、心が軽くなり心身の緊張がほどけていくのを感じます。自分を束縛していたものや自分を緊張させていたものがすべて炎に飲みこまれていくのを感じます。自分の体と心が自由になり、真新しく澄んだ状態に生まれ変わっていくのを感じます。

少し時間を取って、繰りかえし思い浮かぶことや得られた洞察を書きとめます。

・9・

練習Ⅳ

内なる智慧の光

この練習では、胸のなかにある洞窟に向かい、一番内側の炎（マトリョーシカの一番小さな人形を想像してください）につながります。いくつかの補助練習によって、胸の空間、そして内なる智慧の光への道を切りひらき、そこへつながっていきます。

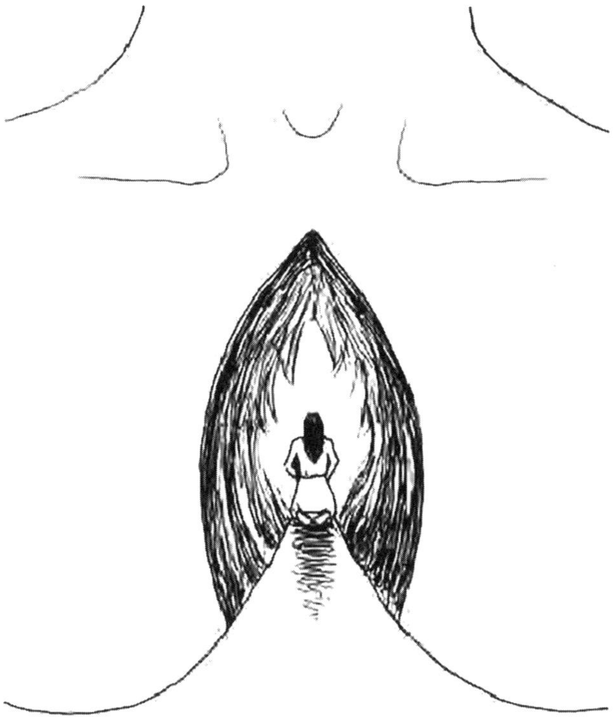

効果

直感をとぎ澄ます
内なる智慧の光につながる
自分を信頼する
思いやりやうつくしさへ気づく

この練習が適しているとき....

・根深い問題や心からの願いへの返答が必要なとき。
・深い智慧とつながる準備ができているとき。

これを教えるのが適しているとき....

・90日間継続してこの練習をおこない書きだしたあとのみに限る。これは高度な練習法です。どの練習でも言えることですが、生徒と共有する前に、時間をかけてその練習法を自分のものにすることが重要です。
・あなたと自宅で定期的に練習をしてきている生徒に、そして練習を深める準備ができている生徒に。

この章の練習法は、自分の普遍的な部分との関係を構築したいと望むときのためのものです。ヴェーダの教えでは、自分のなかに常に知っている自分がいると言われています。この章の教えは、あなたの内なる智慧に捧げるものです。多くの流派において、内なる智慧は胸にある炎として描かれています。「一つひとつの生と死、さらには覚醒、夢のある睡眠、そして深い睡眠というすべての状態のなかで私たちに追従する決して消えることのない気づきの炎」です。[1] この炎は自らの内側にある師、智慧、そして知識と捉えることができます。

内なる光につながることにより、疑心を捨て、他人の意見が自分の意見よりも正しく価値があるという考えを捨てることができます。また内なる光により、自分を満たすのは自分の責任だということを認め、自分がいきいきとできるような選択ができるようになるでしょう。

自分の直感とのつながりを発見するなかで、私は、何かを知っていると感じるときはいつも、体にはっきりとした波動やチクチクするような感覚、まるで真実が電流となって走るような感覚があることに気づきはじめました。私は、この波動に意識を合わせ、それに身を任せ、信用するようになりました。また別のとき、この波動をとても強く感じ、それにより自分の真実に合わない物事や人を警戒することができました。大概それが解るのは、しばらくあとになってからですが。また、その波動に注意を向けず、痛い目にあい、教訓になったときのことも思いだしました。直感を得ようとするとき、すべてを書きだすのはよい方法です。そうすることで、自分のどんな盲点を見つけたのか、どう直感が働くか、記録を残すことができます。

これらの練習法が、あなたの内なる智慧との関係構築に役立つこと、真実を判断する能力を高めること、奥深くに隠れた声に耳をすまし真実に沿った行動を取る勇気を持つことに役立ちますように。

深いリラックスへの準備

体や呼吸、そしてプラーナを動かすことは、体を休ませる準備としてとても効果的です。以下の準備練習は任意です。時間があるときは試し、その後の練習がどう感じるか、違いを感じてみてください。

ポーズ

以下のポーズや動きをひとつかふたつ、数分かけておこないます。

- ブジャンガーサナ（コブラのポーズ）やサラバーサラ（バッタのポーズ）など、呼吸に合わせた、無理のないダイナミックな後屈
- セツバンダ・サルヴァンガーサナ（サポートした橋のポーズ）などの胸を開く姿勢をHRIMと唱えながら長めにキープ

プラーナヤーマ

時間を少し取り、以下の練習を試していきましょう。この練習はリラックス状態をもたらし、不安感やストレスを和らげ、心臓にもよいと言われています。[2] 少し時間を取り、感じたことを書きだします。

ブラーマリー呼吸（ハチの羽音の呼吸、201ページ）［3分間］

プラーナ・ダーラナー（生命力の集中）、最後にプラーナを胸へ向かわせる（203ページ）［5分間］

サンカルパ

私は自分の内なる智慧の光とつながります。静止し身をゆだね、いまこの瞬間にあることにより、真実、そして知識と智慧の本質である内なる永遠の炎へと私は導かれます。感謝しながら、この永遠の炎を称えます。

マントラ

HRIM（ハリーム）

HRIMは、女神、太陽、心、そして**フリダヤ**（神聖な胸のエネルギーセンター）に関係のある音節。胸をすべてのレベル（肉体的、エネルギー的、心理的）で活性化させると言われています。

・深いリラックスの練習：胸にある祭壇・

［35分間］

スワミ・ロケシュワラナンダが訳したサンスクリット語の教典『チャーンドギャ・ウパニシャッド』にはこう書かれています。「体のなかには、蓮の形をした場所［すなわち心臓］があり、そのなかには小さな空間がある。この中を探し、この中に何があるか知りたいと切望すべきである」[3] 探求の場へ移動するため鍵は、広々とした空間、そして静まった思考で休息する能力です。胸という聖なる空間において、明かされることは山ほどあります。このヨガニドラの練習は、静寂、忍耐、そして静止をもってうまくおこなうことができます。何か起こることを期待する態度は手放しましょう。思いだしていく真の自分へ、ひたむきな愛情を持ちながら、練習を始めましょう。これは焦っておこなう練習ではありません。この練習をおこない、体験を理解し消化するのに少なくとも45分から60分かかります。時間がないときは、この章で紹介している他の練習法を試してください。

まず練習への準備として、胸のエネルギーセンターに意識を置きながら、AUM HRIM（オウン・ハリーム）と数分間唱えます（2分間）。

椅子や、よりかかれる壁沿いの床など、快適な休息場所を見つけます。数分間かけて、そのヨガニドラの巣で快適になれるようにします。最も大切なのは、無理なく支えられていると感じることです。椅子に座っているのであれば、体の椅子に触れている部分が大地に支えられていると感じます。

胸の中央、つまり神聖な胸の場所に意識を向けます。そこで意識を休ませながら、感覚を確認していきます。軽さ、重さ、こわばり、それとも空間を感じますか。評価することなく、ただ心にとめていきます。

見えるものすべてを観察しながら、受けいれていく気持ちが湧いてくるのを感じ、体が和らいでいくのを感じます。呼吸をし、何か気づくことはあるでしょうか。意識を胸に置いたまま、胸の空間から息を吸ったり入ったりするように感じていきます。息を吐くとき、耳に聞こえる大きさのため息をやさしく吐きだします。呼吸するたびに開放感と深まるリラックス感を味わいます（9呼吸）。

体を床に安定させていきます。快適になるよう、最後の調整をします。体と大地とのつながりを感じていきます。大地に接している体の各接点に意識を向けます。その各接点を通して自分が大地とつながっているのを感じます。

呼吸を観察していきます。へそのエネルギーセンターが持ち上がったりへこんだりするのを心にとめていきます。息を吸うと腹部が持ち上がり、吐くとき腹部が背骨の方へ引きよせられるのを感じます。呼吸が、穏やかなその流れが出たり入ったりするように、なめらかになっていくのを感じます。へそのあたりが上がったり下がったりするのを観察しつづけます（2分間）。

体の各部がゆるんでいくのを感じます。

額
両方の眉
両目
鼻孔
両側の頬
顎
喉
両肩
両腕
両手首
両手
両手の指↗

↗両肩
胸
腹部
へそ
骨盤
両脚
臀部
両膝
両脚のふくらはぎ
両足
両足の指

体全体がリラックスするのを感じ、呼吸を観察します。体全体が呼吸するのを感じます。20から0まで呼吸をカウントダウンします。吸う、20。吐く、20。吸う、19。吐く、19とつづけます。吐くたびに、さらに身をゆだねます。サンカルパを思いだします。

私は自分の内なる智慧の光とつながります。静止し身をゆだね、いまこの瞬間にあることにより、真実、そして知識と知恵の本質である内なる永遠の炎へと私は導かれます。感謝しながら、この永遠の炎を称えます。

体が呼吸するのを感じます。呼吸を頭頂から吸いこむことができると想像します。吸うとき、呼吸が頭頂から移動し、吐くとき、呼吸がへそから出ていくのを感じます（1分間）。

頭頂から息を吸い、胸のエネルギーセンター、つまり胸部の中央にある神聖なエネルギーセンターから吐きだします（1分間）。

頭頂から息を吸い、喉のエネルギーセンターから吐きだします（1分間）。

頭頂から息を吸い、第三の目から吐きだします（1分間）。

頭頂から息を吸い、喉のエネルギーセンターから吐きだします（1分間）。

頭頂から息を吸い、胸のエネルギーセンターから吐きだします（1分間）。

胸のエネルギーセンターから呼吸が入り、出ていく。つまり神聖な胸のエネルギーセンター自体が息をしているように感じます。呼吸によって、自分の奥にある神聖な場所へといざなわれるのを感じます（1分間）。

呼吸によって、どんどん奥へ、胸のなかの洞窟へ導かれるのを感じます（2分間）。

呼吸するたびに、より奥へ引きこまれていきます（1分間）。

最も奥深い場所に洞窟への扉が見えます（30秒間）。その洞窟への扉を押し開きます。洞窟のなかに、祭壇が見えます（1分間）。祭壇へと進み、その前で楽な姿勢を取ります。その祭壇にあるアイテムすべてに心をとめていきます。そこには、ひとつのロウソクの炎があります。その色、活力を見ます。それは生きている炎（1分間）。

少し時間を取ってこの炎——その光、あたたかさ、智慧——とつながります（1分間）。この炎は、すべてを知り、すべてを知っていることに気づいているあなたの一部です（1分間）。胸に抱えている質問をその炎に尋ねます。その回答に耳をすませます。炎に祈りを捧げ、人生で必要なものを何でも頼みます（2分間）。

炎と共にそこにとどまり、胸に意識を置きつづけます。胸のなかにある祭壇の前に座ります。洞窟の壁が呼吸を吐くたびに広がり、吸うたびに狭まるのを感じます（3分間）。

炎からあなたへのプレゼントがあります。そのプレゼントを受けとり、炎へ感謝します。思考の疑いも、曇りもない自分の一部分に感謝します。その部分がいつも自分のなかにあることを覚えておきます。

何かすることをやめ、意識を胸の洞窟の奥にとどめながら休息します(3分間)。サンカルパを思いだします。

> 私は自分の内なる智慧の光とつながります。静止し身をゆだね、いまこの瞬間にあることにより、真実、そして知識と智慧の本質である内なる永遠の炎へと私は導かれます。感謝しながら、この永遠の炎を称えます。

目を覚ましはじめ、呼吸を深めるなかで、永遠の光に自分が導かれているのを想像します。その光は、次の呼吸へと自分を導き、練習を終えていくのを手助けし、完全な覚醒または横向きでの休息に向かわせます。内なる智慧に耳をすませます。

座り姿勢になる準備ができたら、少し時間を取って自分をあたたかく迎えいれます。数分間かけて思い浮かんだことを自由に書きだし、自分が尋ねた質問への答えや受けとったプレゼントについてや、その他に覚えていること何でも書きだします。

自己への問いかけ

深いリラックスの練習後、10分から15分ほどかけて、次の質問に答えていきます。できるだけすばやく書きとめます。文法や構文について気にする必要はありません。自分の胸の祭壇に灯された炎が自分の手を勝手に動かしていると想像します。回答方法は言葉でも、詩でも、ダンスでも、絵でもよいです。浮かんでくるままに表現してください。練習を重ねるたびに下記の質問に戻り、定期的に答えるようにします。

1. 直感、つまり内なる智慧とどんな関係を持っていますか。

2. それは体においてどう感じますか。
3. 内なる智慧とつながるのに一番邪魔となるものは何ですか。
4. いつも直感に従って行動を決めていますか。もしそうしていないのなら、それはなぜでしょうか。
5. いままでの人生における直感との関係について考えてください。自分の直感を無視して、望む結果が得られなかったことはありますか。それはいつですか。そのときどんなサインを無視したのでしょうか。そしてそれはなぜですか。
6. 自分の直感（特に周囲からのアドバイスを振りきってまで）に従って、すばらしい結果を得られたのはいつでしたか。
7. 2分間時間を取って、信頼と勇気、そして直感の関係性について書きだしてみましょう。

明瞭さと直感をさらに得たいと考えているのであれば、胸の祭壇の練習に40日間以上継続して徹することをお薦めします。40日間練習したあと、以下の質問に答えます。

・40日間継続して練習することで起こった最も大きな変化は何でしょうか。
・得られた洞察で最も意義深いものは何でしょうか。

毎日の練習

深いリラックスや自己への問いかけをおこなう時間がないときは、以下の短めの練習をひとつ以上おこないます。

就寝前の儀式：感謝の祭壇［5-15分間］

練習を始める前に、翌朝に起きたい時刻を心の目覚まし時計としてセットします。マカラーサナ（ワニのポーズ、195ページ）でうつ伏せになります。手を組み、その上に額を置き、腕からの軽い圧を使って眉間の皮膚を引きさげます。へそのあたりに意識を向け、そこが上がったり下がったりしているのを感じます。

1対2呼吸（203ページ）を始め、3秒で吸って、6秒で吐きだします。肋骨が広がり、体の力が抜けていくのを感じます（6分間）。

好きな姿勢で眠りにつく前に、意識を胸に置き、祭壇の炎の前に座る自分を思いだします。この炎へ感謝する自分を見ていきます。意識を胸のエネルギーセンターにとどめながら、眠りに落ちていきます。

深夜に目が覚めることがあれば、意識をまた胸に戻し、炎へ感謝します。異なる眠りの段階を移行するあいだも、炎を常にそこに持ちつづけます。

起床時の儀式：真実につながる［5分間］

目を覚ましつつあると感じているとき、急に自分自身を起こさないようにします。睡眠と覚醒とのあいだの瞬間を感じます。その限りある特性を心にとめ、それを味わいます。次のことを自分自身に尋ねます。**「真実と解っているものは何か。その真実は自分をどこへ導いてくれるのか」**

数分間、自由に書きだします。もし書きだす時間がなければ、以下の質問への答えを覚えておいて、一日過ごすなかでそれについて考えてみましょう。さらに以下の質問を自分自身に尋ねることで、探求を深めます。**「それは思考からの意見なのか。それとも胸にある智慧なのか」**

この練習によって、思考することとすでに持っている智慧との波動の違いに意識を合わせられるようになるでしょう。

自然のなかでの強化練習：広大な青い空［3-10分間］

空が澄みきっていて雲がないときに、静かに横になることができる地面を見つけます。いつも雲の多い地域に住んでいるのであれば、想像力を使っておこないましょう。または、青さが少しでも見える空を眺めましょう。屋外で横になるのが難しければ、立ったまま、または座って窓から外を見る、または想像力を使って青くどこまでもつづく空を思いだします。

腹部に手を置き、目を閉じます。呼吸している自分の体に意識を向けます。手の重みの下で、上がったり下がったりする腹部を感じます。呼吸を観察し、粗いところがあればなめらかにしていきます。息を吐くたび体をゆるめます。

目を開き、青く澄みきった空を眺めます。体で唯一動いているのは、上がったり下がったりしている腹部だけです。空を眺めながら、まばたきの回数をできるだけ減らしていきます。腹部が上がったり下がったりするのを感じつづけます（2分間）。

呼吸をつづけるなかで、息が腹部の方に入り、胸の動きが静止していきます。腹部が上がったり下がったりしています（1分間）。

胸の空間に意識を落ちつけていきます。胸がどんどん広がるのを感じます。胸全体が、頭上の澄みきった広大な空のようになっていくのを想像します。広大な感覚が、腹部、脚、腕、そして頭へと広がっていくのを感じます。果てしない広がりが体じゅうにいきわたっていきます（2分間）。

目を閉じ、果てしなく広がる空間である自分を感じます（5分間）。

座り姿勢に戻り、5分間自由に書きだします。

胸の空間を一掃する［3-10分間］

あお向けに大地または床に寝ころがり、シャヴァーサナの姿勢を取るか、両足裏を合わせ、膝を開き、必要であれば膝の下にサポートを入れます。練習を始める前に、周囲の人にいまから音を出す練習をすることを伝え、そのあいだ邪魔しないで欲しいことを伝えておくとよいでしょう。

呼吸を観察します。思考の状態、呼吸と思考とがどうつながりあっているか心にとめます（1分間）。意識を胸の空間に置いていきます。胸に意識を向けながら息を吸い、やさしいため息として吐きだします（9呼吸）。

体を動かさずに呼吸を観察していきます。胸のエネルギーセンターに、くすんだ灰色の雷雲があると思いえがきます。これ以上ないほど大きく息を吸いこみ、一瞬そこで止めます。

先ほどの雷雲の後ろから、大きくあかるくうつくしい太陽が出てきて、雲を溶かしていくのを想像します。あかるい太陽に雲が溶かされるのを見ながら、「アー」(できるだけ大きな声で!)と叫びながら息を吐きます。雲がバラバラになり、雲の境目から太陽の光の筋がいくつも差しこみます。

これをさらに3、4回繰り返し、毎回雲が消えていくのを見ていきます。叫びながら、両手足を床に叩きつけ、雲が完全に消滅するのを見ていきます。胸の空間が太陽の輝きに満たされます。その輝きが胸の空間を満たすときに、あらゆる感情を手放していきます。

動きを止めます。太陽のうつくしい輝きを見て感じます。体の各部が活性化していて、生きていて、煌めいていて、自由で、喜びに満ちているのを感じます。体の各細胞が煌めきながら波動を発しています(5分間)。

十分だと感じたら、5分間自由に書きだします。

·10·
練習Ⅴ
喜びの蜜による目覚め

以下の練習で紹介する『ラートリー・スクタム』の最後の一節は、ブラフマーが女神ヨガニドラにヴィシュヌを起こすよう懇願しながら歌った祈りです。月のような煌めくうつくしさ、そして守り育む女神の特性を褒めたたえるものです。そして、その育みと癒やしの蜜をもたらすのは月の煌めきです。この練習ではそのような性質すべてを呼びおこしていきます。

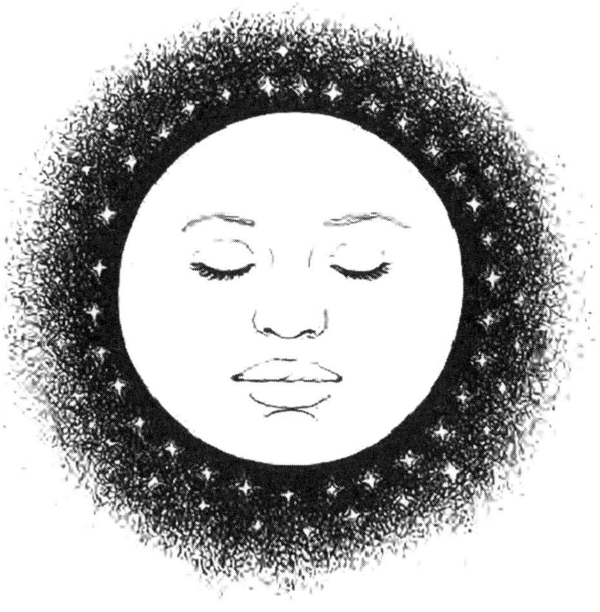

効果

体／思考を癒やし育む
思考を落ちつける
満足感
気持ちをなだめる

この練習が適しているとき....

・いろんな活動や動きをしたあとや、エネルギーを外に向けていたあとに。ただし、長いあいだエネルギーが鈍く倦怠感がある場合は、第8章の練習IIIを代わりに試してください。
・満月や新月の夜に。
・時間がたっぷりあり、せかされることがないとき。
・育みや回復が必要と感じるとき。

これを教えるのが適しているとき....

・クラスで育まれ癒やされるような雰囲気をしっかりつくりあげたいときに。
・ダイナミックなアーサナ練習のあとに、そのバランスを取るために。

私たちの多くは日々、外の世界の物事に多くのエネルギーを費やしています。この練習では、月の性質を呼びおこし、自分のエネルギー容器をそれで満たし、最適なバランスを取りもどします。また満足感を促し、気持ちをなだめ、思考を落ちつかせることで、体と心の両方を癒やし、育みます。この癒やしの効果を実現するために、この練習は焦っておこなうべきではありません。この練習は、自分のなかのすべてを癒やせるのだという認識を持ち、身を入れておこない、味わうべきです。

深いリラックスへの準備

体や呼吸、そしてプラーナを動かすことは、体を休ませる準備としてとても効果的です。以下の準備練習は任意です。時間があるときは試し、その後の練習がどう感じるか、違いを感じてみてください。

ポーズ

以下の動きをひとつかふたつ、数分かけておこないます。

・月礼拝（194ページ）
・穏やかな態度でサーランバ・サルヴァンガーサナ（支えのある肩立ち）（195ページ）
・お気に入りの曲に合わせて踊る［5分間］

プラーナヤーマ

以下のふたつは、私のお気に入りの練習法です。心を鎮め育むような性質を呼びおこすにはチャンドラ・ベーダナ、内側の静止した感覚を得るには円形呼吸法を試します。次のプラーナヤーマをひとつ練習したあと、少し時間を取り、その効果について日記帳などに自由に書きだします。

・チャンドラ・ベーダナ（月を突きさす呼吸、201ページ）［3分間］
・円形呼吸（201ページ）［4分間］

サンカルパ

私は穏やかさと喜びの波動を受けとります。月からの蒸気に浸り、その無限の喜び、純粋さ、神聖な育みという癒やしの蜜を各細胞に取りこみます。

マントラ

このマントラはいつでも、皿洗いをしているときでも、取りいれられます。

SO HAM（ソー ハム）
「私はそれ」（5分間）

息を吸うときSOというマントラ、吐くときHAMというマントラを聞き、回復とプラーナとの波が体じゅうに広がるのを感じます。これは心のなかでマントラを繰りかえす練習ではありません。吸気（SO）と吐気（HAM）にのるマントラの音に実際に耳をすませていきます。SO HAMは、呼吸の音であり、私たち誰もが生まれながらに持っているマントラです。このマントラは、私たちが皆偉大な存在につながっていることを思いださせてくれます。

『ラートリー・スクタム』第10節：ヴィシュヌを起こすために、女神ヨガニドラを称えて歌うブラフマーを思いだしましょう。この一節はその賛歌のひとつです。心を鎮め落ちつかせ、自らを育んでくれる存在が必要と感じるときに、月光の下で少し時間を取り、チャンティングしましょう。**サウミヤ**とは、行動における穏やかさ、真珠や月のような性質、さらに純粋、平穏、平和といった性質を呼びおこすものを意味します。

SAUMYĀ SAUMYĀTARĀŚEṢĀ
SAUMYEBHYAS TVATI SUNDARI
PARĀPARĀṆĀṀ PARAMĀ
TVAMEVA PARAMESHVARĪ
あなたはうつくしく、麗しい。あなたはサウミヤな物事のなかでも最もうつくしい。あらゆる場において最も偉大な女神パラメシュワリよ。

SRIM（スリーム）：SRIMは月や、繁栄の女神であるラクシュミと関係があり、思考を落ちつける効果があります。目に見える力や見えない力に抱きかかえられ支えられているという信頼を表現するのに最適なマントラです。SRIMはまた、幸せで煌めき、輝く私たちの本質に関係があります。

・深いリラックスの練習：癒やしの月の蜜・

［25-40分間］

快適で安全な練習場所を見つけます。寝ころがるか、横向きに横たわるか、壁によりかかるか——どういう体勢を取りたいか決めます。自分のヨガニドラの巣をつくり、休息の姿勢を取っていきます。自分の体が大地の上に休んでいるのを感じます。呼吸している自分の体に意識を向けます。自分の下にある大地を感じます（2分間）。

体の周りに保護バリアの円を描くことを想像し、もうひとつ外側に、さらにもうひとつその外側に円を思いえがきます。一番内側の円のなかにいる自分を見つめ、感じます（1分間）。

一番遠くの音に耳をすませます。判断や分析が必要という態度を手放し、ある音からもうひとつの音、そしてまた別の音へと動く意識を見守ります。周りに聞こえる音は円の外側にあると想像します。そこにあるままにしておきます（2分間）。

呼吸している体を観察します。自分の腹部が上がったり下がったりするのを観察しながら、自分の下にある大地を感じます（2分間）。

息を吸うときに大地が持ち上がり、包みこまれるのを感じます。息を吐きながら、体を大地へとゆだねていきます。大地の支えを感じます。大地に自分を受けてとめてもらいます（2分間）。

呼吸する体を感じ、息を左の鼻孔から吸いこみ、右の鼻孔から吐くよう想像していきます。意志の力だけを使っておこなっていきます。意識が向くところにエネルギーが向きます（2分間）。反対もおこないます。右の鼻孔から吸いこみ、左の鼻孔から吐きだします（2分間）。

18から、吐くたびに呼吸をカウントダウンします。右から吸う、18。左から吐く、18。左から吸う、17。右から吐く、17とつづけます。息を吐きながら、体と心から緊張の層が解き放たれていくのを感じます。0

までつづけます。数を飛ばした場合は、18からもう一度始めます（2分間）。

カウントをやめ、この瞬間にあることの本質を体感します（1分間）。サンカルパを思いだします。

私は穏やかさと喜びの波動を受けとります。月からの蒸気に浸り、その無限の喜び、純粋さ、神聖な育みという癒やしの蜜を各細胞に取りこみます。

呼吸の流れに意識を向け、呼吸が背骨を流れているのを感じます。背骨の底部に満月があるのを想像します。吸うとき、その月が背骨を上方向へ頭頂まで移動するのを感じます。吐くとき、守り育むエネルギーが月から全身に送られます（9呼吸）。

意識を第三の目、つまり眉間の皮膚の一か所に向けます。そこに光を発する癒やしの蜜を一粒感じます。月に花々があり、その花々から出ている蜜であるかのように。癒やしのマントラSRIM、つまり煌めき、愛、そして繁栄のマントラを聞きます。意識を体の各ポイントに移します。癒やしの雫がそこに落ちるのを想像し、感じ、マントラSRIMを聞いていきます。

第三の目 SRIM
右目 SRIM、癒やしの蜜
左目 SRIM、癒やしの蜜
右耳
左耳
右鼻孔
左鼻孔
右の頬
左の頬
上唇↗
↗下唇
上の歯
下の歯
喉のエネルギーセンター SRIM
右肩
右肘
右手首
右手の親指
右手の人さし指
右手の中指

右手の薬指

右手の小指

右手首

右肘

右肩

喉のエネルギーセンター

左肩

左肘

左手首

左手の親指

左手の人さし指

左手の中指

左手の薬指

左手の小指

左手首

左肘

左肩

喉のエネルギーセンター

胸のエネルギーセンター

胸の左側

胸に右側

へそ

骨盤のエネルギーセンター

背骨の底部

右腰

右膝

右足首↗

↗右足の第一趾

右足の第二趾

右足の第三趾

右足の第四趾

右足の第五趾

右足首

右膝

右腰

骨盤のエネルギーセンター

左腰

左膝

左足首

左足の第一趾

左足の第二趾

左足の第三趾

左足の第四趾

左足の第五趾

左足首

左膝

左腰

骨盤のエネルギーセンター

へそのエネルギーセンター

胸のエネルギーセンター

胸に右側

胸の左側

喉のエネルギーセンター

第三の目

体全体が、心を鎮める不死身の月の蜜で満たされているのを感じます。全身が、SRIMの周波数と波動で振動しています。体全体が蜜で満たされているのを感じます。癒やし、育み、回復させる月光の雲のなかで浮かんでいるように感じます。全身でSRIMの波動を感じます（2分間）。

喉のエネルギーセンターに意識を向け、喉に満月があるのを見ます（2分間）。

意識を胸のエネルギーセンターにとどめます（7分間）。

サンカルパを思いだします。

> 私は穏やかさと喜びの波動を受けとります。月からの蒸気に浸り、その無限の喜び、純粋さ、神聖な育みという癒やしの蜜を各細胞に取りこみます。

ゆっくり呼吸を深めていきます。自分がどこにいるのか思いだします。自分に肉体があることを思いだします。いまの感覚を観察します。

横向きになって、もう何呼吸か横向きになったまま呼吸します。準備ができたら、座り姿勢になります。3分間、自由に書きだします。

自己への問いかけ

深いリラックスの練習後、10分から15分ほどかけて、次の質問に答えていきます。できるだけすばやく書きとめます。文法や構文について気にする必要はありません。自分の胸の祭壇に灯された炎が自分の手を勝手に動かしていると想像します。回答方法は言葉でも、詩でも、ダンスでも、絵でもよいです。浮かんでくるままに表現してください。練習を重ねるたびに下記の質問に戻り、定期的に答えるようにします。

1. 最もゆとりを感じるのはどんな環境ですか。
2. 一緒にいて、最もゆとりを感じる人（または感じた人）は誰ですか。一緒にいて、最も自分らしくいられる相手は誰ですか。
3. 怒りの感情から切りかえるのは簡単ですか。どんなツールを使いますか。

4. どんな活動が一番楽しいと感じますか。
5. 幸せだと感じたときのことを説明してください。以下の詳細を添えてください。
   何をしていたときか。
   季節はいつだったか。
   どこにいたときか。
6. 楽しい体験や気取りのない友情をさらに持つための時間は、どうすればつくれるでしょうか。

毎日の練習

深いリラックスや自己への問いかけをおこなう時間がないときは、以下の短めの練習をひとつ以上おこないます。

就寝前の儀式：月の夢［5分間］

夢のある睡眠状態の中心は、喉のエネルギーセンターに位置し、満月に象徴されます。静寂の時間を5分から30分ほどできれば取り、就寝の準備をします。静寂であるのが難しければ、愛する相手との会話の合間にマントラAUM SRIMをやさしく唱え、それをおこないながら月の性質を思いだします。マントラにより意識が内側に向いていくのを感じます。

翌朝に起きたい時間を心の目覚まし時計として、忘れずにセットしておきましょう。満月の夜で、その月を眺めることができれば、月を眺め、巨大なストローでその月の蒸気を吸いこんでいくかのように感じていきます。

ベッドや布団に入っている場合は、あお向けになり、目を閉じます。喉のエネルギーセンターに満月があるのを想像します。その月に意識を向け、サンカルパを3回繰りかえします。

私は穏やかさと喜びの波動を受けとります。月からの蒸気に浸り、その無限の喜び、純粋さ、神聖な育みという癒やしの蜜を各細胞に取りこみます。

眠りに落ちていきます。

起床時の儀式：ソマ（ひたむきさと幸福の蜜）の美の儀式［3分間］

睡眠から目が覚めそうなとき、その停止した瞬間にとどまり、その移行の瞬間が一日のテーマをつくるのにとても可能性を秘めた瞬間であることを思いだします。

その移行の瞬間において、喉にある月を思いだし、それが顔の方まで上がってくるのを想像します。顔の力を抜き、おでこの力を抜き、顎にある緊張をすべて取りさっていきます。呼吸の流れを感じます。

自分に以下を繰りかえします。「喜びは私のなかにあります。喜びは私の真の性質です」自分の口角が上がるのを感じます。もう一度繰りかえします。「喜びは私のなかにあります。喜びは私の真の性質です」

この考えを一日を通して持ちつづけていきましょう。月のような顔をもつ者は、人気者だと言われています。

自然のなかでの強化練習：サウミヤの目覚め［5-10分間］

この練習は、満月の下でおこないます。月が見えない場所にいる場合は以下を試してみましょう。満月の夜に、黒い背景のなかに映えるあかるい満月の写真を、NASAのオンライン・ライブラリーで見つけましょう。パソコンから1メートルほど離れ、すべてのあかりを消します。

椅子に快適な姿勢で座るか床に瞑想の姿勢で座る、または壁や木によりかかります。その月を眺めて、少し時間を取って、心を鎮め育む、穏やかなその月光の性質について思いをめぐらせます。それらの性質すべてに感謝を伝え、それが自分の体のなかでどう感じられるか思いだしていきます。

チャンドラ・ベーダナ（月を突きさす呼吸、201ページ）をおこないます。左の鼻孔の近くに小さな月がぶらさがっているのを想像します。

その月から出る蒸気を左の鼻孔から吸いこみ、右側から吐きだすのを想像します。

息を吸い、AUMと繰りかえします。

息を吐き、心のなかでSRIMと繰りかえします。

息を吸ったり吐いたりするなかで、体が回復し元気を取り戻していくのを感じます（10呼吸）。

次に寝転がり、月を眺めながら月光浴している自分を感じます。両方の鼻孔の中を月光が通って上昇していくのを感じます。目を閉じ息を吸うとき、月光を吸いこみ体に取りこんでいくのを想像します（1分間）。

喉のエネルギーセンターに満月があるのを思いえがきます（1分間）。あかるい満月が顔の方に上がってくるのを思いえがきます。顔全体を輝く満月のように感じます（1分間）。

全身が月光で満たされていくのを感じます。呼吸をするたびに、体が癒やしの蜜と月の波動で満たされていきます（1分間）。

月光が肉体の制限を超え広がり、体の周りのスペースを満たしていくのを感じます。月光にかこまれた自分を感じます（2分間）。

自分自身が、穏やかで静寂で育む力を持つ完全な月であると感じていきます。

月へ歌います。そして『ラートリー・スクタム』の最後の一節を学びましょう。30日間の月周期のあいだ、外へ出て月を探し、この賛歌の最後の一節を歌いましょう。前夜の月相を思いだします。月が見えない場合は、最後に見た月がどのようだったか思いだし、歌います。月のうつくしさや輝き、そして慈しみを持って揺らぐことなく変化を受けいれる性質に感謝しながら歌います。ヨガニドラ講師にとって、毎日の練習として取りいれるのに最適な練習です。

おこなうたびに数分間時間を取って、日記帳などに月相を描き、2分間自由に書きだします。月が見えない場所にいる場合は、満月の夜から始めましょう。30日間毎日、月と月相とを思いえがき、歌い、自由に書きだします。

·11·
練習 VI
虚空へ

この練習は、五大元素で構成される世界を超越していく旅です。この練習では、さらなる広がりと無限の意識へと動かされていきます。

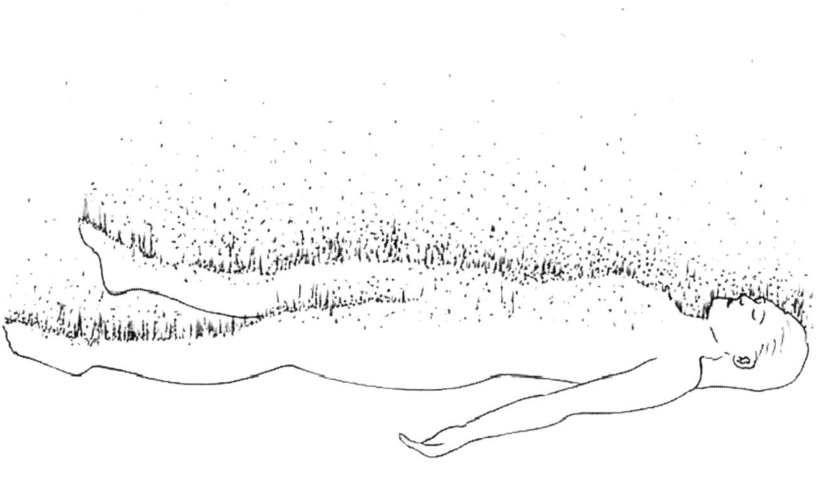

効果

明瞭さ
想像力
インスピレーション
変革
一体感

この練習が適しているとき....

・想像力やインスピレーションを高めるために。
・ここまでの各章にある深いリラックスの練習や自然のなかでの強化練習を数か月間継続したあとに。肉体が眠っていたとしても、自分の一部において覚醒し注意力を保ちつづけられるよう鍛錬を重ねることが不可欠です。

これを教えるのが適しているとき....

・継続的な練習に徹してきたあとのみに限る。この練習法を紹介すべきかどうか、いつ紹介すべきかは、自身の高められた判断力を使って決めてください。この練習法を試すのは一対一、仲間の講師、または熱心に練習している長年の生徒にしましょう。湧いてくる質問やフィードバックに対応するために、この練習法は大きなグループでおこなうべきではありません。この練習を紹介する前に、自分自身の態度を見直すことが必要です。自分は講師だという視点から、自分は学び体現しようとしているのだという視点に切りかえます。
・練習後に書きだしたり話しあったりする時間が十分にあるときに。ヨガニドラの恵みへと導くテクニックを教えることは神聖なことであることを忘れないようにしましょう。生徒たちは、その後消化が必要となる深い体験をするかもしれません。

ここまできたのであれば、これまでの練習で垣間見たかもしれない、またはうつくしい朝日を眺めるあいだにわずかに見えたかもしれない、自分のもうひとつの部分を知りたいという願望を持っていることでしょう。自分はその肉体以上の存在であることを理解していて、両目に映る物事以上の真実が存在するのだと感じているでしょうか。この練習では、異なる次元の真実をのぞき見る機会が与えられます。練習によって、あなたが変わることもあるでしょう。

肉体が眠っていたとしても、自分の一部において覚醒し注意力を保ちつづけられるよう鍛錬を重ねることが不可欠です。

ここではニドラ・シャクティの恵みが直線的であるとは言っていません。むしろそうではないからです。いままでおこなってきた深いリラックスと自然のなかでの強化練習はただの準備にすぎません。自分自身の準備を整えることが、私たちができるすべてです。覚醒し注意力を保ちながら深いリラックスの練習を重ねるにつれ、期待したり、何かを「体験」しようとしたり、卓越したものを見ようとすることをやめることができます。事実、卓越したものはすでにそこにあるのです。どこを見ればよいかわかっていないだけです。ヨガニドラは、私たちを、すべての宝が隠された内側へと導きます。

この練習をおこなうとき、ヨガニドラの本質の尊さを感じながら身を入れておこないましょう。いままでの体験を思いおこします。癒やし、ひらめき、腑に落ちる瞬間、そして練習の成果の数々を、バスケットを埋める花々のように集めることを思いえがいていきます。時間を少し取り、心を落ちつけ、この練習に入る準備としてまずその花々が入ったバスケットを、胸のなかの祭壇、女神、または祖先に捧げましょう。

ヨガニドラへの準備

体や呼吸、そしてプラーナを動かすことは、体を休ませる準備としてとても効果的です。以下の準備練習は任意です。時間があるときは試し、その後の練習がどう感じるか、違いを感じてみてください。

ポーズ

呼吸に意識を向けながら以下のポーズをひとつ、数分かけておこないます。

シャヴァーサナ（亡骸のポーズ、195ページ）

マカラーサナ（ワニのポーズ、195ページ）

プラーナヤーマ

以下から好きなものをひとつ選びます。その効果を感じ、メモを残します。

1対2呼吸（203ページ）［10分間］

ナディ・ショーダナ（片鼻呼吸、202ページ）［10-15分間］

腹式呼吸（202ページ）［10分間］

シュスムナ瞑想（204ページ）［5分間］

サンカルパ

私は真っ暗な夜空のように広大であり、「無」でも「満」でもあります。私は身をゆだね、恵みを受けとります。私は無限の空間があることを知っています。私の想像力、ひらめき、そして可能性は果てしなく広がっています。

マントラ

瞑想の姿勢で座り、背骨の底部、そして大地とのつながりに意識を向けます。次のマントラを心のなかで、または口に出して唱えます。

KRIM（クリーム）、AUM（オウン）［5分間］

KRIMとは、時間、空間、そして行動をつかさどる女神カーリーのビジャマントラ（種子真言）です。AUMは、創造と高い次元の自分を表す音です。

・ヨガニドラの練習・

［50分間］

ここまで練習してきたのであれば、ヨガニドラの巣を完璧につくれるようになっていることでしょう。サポート、クッション類、あたたかみが必要な体の部分へ忘れず対応しましょう。この準備は、体をゆだねられるように、そして思考が消えていくように、そして女神ヨガニドラからの恵みを受けとれるようにするためのものです。体勢をつくるのに手を抜いてはいけません。めんどくさがってはなりません！

練習を始める前に、サンカルパを思いだします。

> 私は真っ暗な夜空のように広大であり、「無」でも「満」でもあります。私は身をゆだね、恵みを受けとります。私は無限の空間があることを知っています。私の想像力、ひらめき、そして可能性は果てしなく広がっています。

マカラーサナ（ワニのポーズ、195ページ）の姿勢で練習を始めます。額にあたる両手で両方の眉が押しさげられるのを感じます。腹式呼吸（202ページ）を始めます。呼吸をするとへそのあたりが上がったり下がったり、肋骨がふくらんだりするのを感じます。徐々に1対2呼吸へと移り、3カウントで吸い、6カウントで吐きだします。

もう少し大きく呼吸できる容量があれば、吸いこみを増やして、その2倍のカウントで吐いていきます。無理におこなってはなりません。呼吸のシワを伸ばすよう、途切れをなくしていきます。可能な限りなめらかで穏やかな呼吸にしていきます。腹部が上がったり下がったりするのを感じます（3分間）。

右向きに横になり、左の鼻孔から入る息を感じます。体の左側全体が呼吸をしていると想像します。心を鎮め、自らを育むような感覚が体に入ってくるのを感じます（1分間）。

左向きに横になり、赤ちゃんのように丸まった姿勢を取り、右の鼻孔から呼吸します。体の右側全体が呼吸をしているのを感じます（1分間）。

体の向きを変えて、深いリラックスに入る準備をします。少し時間を取って、女神ヨガニドラや自分の内側に宿る師、親愛なる師、そして自分を導いてくれる存在へ心を込めた捧げものをしたり、心から祈ったりします。必要であれば、体のまわりに光の保護バリアの円を描きます。

両方の鼻孔から均等に呼吸します。背骨の中心線を呼吸が流れていくのを思いえがく、または感じます。息を吸いながら心のなかでAH（アー）と繰りかえします。吐きながら、HAM（ハム）と繰りかえします（1分間）。

マントラを唱えるのを終え、自分の周りの空間にある音に意識を向けていきます。ある音からもうひとつの音、そしてまた別の音へと移動する意識を見守り、聞こえる音について決めつけないようにします（1分間）。すべての音に耳をすませます。自分はバリアの円の内側にいて、すべての音はその円の外側にあります（2分間）。

自分の下にある大地を感じ、呼吸をしている自分の体に心をとめます。呼吸するたびに、プラーナが呼吸にのっかってくるのを感じます。意識を背骨に移します。息を吸いながら心のなかでAHと唱え、その音が背骨の底部から頭頂へと上がるのを感じます。息を吐きながらHAMと唱え、その音が頭頂から背骨の底部まで下がるのを感じます（2分間）。

床に接する体の部分をすべて感じ、体がリラックスしていくのを感じます。

大地に接しているかかとを感じます。

大地に接している脚の各部分に意識を向けます。

大地に接しているお尻の部分を感じていきます。

大地に接している背骨の各部分に意識を向けます。

肩甲骨と大地との接点を感じます。

頭の後ろ側と、その大地とつながっている部分を感じます。

大地に接している体の全部分を感じます。

吐くたびに大地につながり、体の力がどんどん抜けていくのを感じます。

大地に接している体の全部分を感じます（1分間）。

体と大地とのあいだの空間を感じます。大地に接していない体の全部分を感じます（1分間）。呼吸とプラーナとが背骨を上がったり下がったりしているのを感じます。心のなかで、吸うときにAH、吐くときにHAMと繰りかえします。HAMと吐くたびに、体から力が少しずつ抜けていくのを感じます（9呼吸）。

足の指先に意識を向けます。プラーナがそこにあるのを感じます。吸いながらプラーナが波となって両足先から頭頂まで移動していくのを感じます。吐くときに、プラーナが波となって足裏に戻っていきます（4分間）。

次の呼吸で、その波が足首から頭頂へ移動し、そしてまた足首へと戻るのを感じます（4分間）。

プラーナが両膝から頭頂へ移動し、そしてまた両膝へと戻るのを感じます（3分間）。

腰から頭頂へ移動し、そしてまた吐くときに腰へ戻るプラーナを追いかけます（2分間）。

プラーナや気がへそのエネルギーセンターから頭頂へ移動し、そしてまた吐くときにへそへと戻るのを観察します（2分間）。

胸のエネルギーセンターから発せられた波が頭頂へ移動し、そしてまた吐くときに胸のエネルギーセンターへと戻るのを観察します（2分間）。

プラーナが喉のエネルギーセンターから頭頂、そしてまた吐くときに喉のエネルギーセンターへと戻るのを観察します（2分間）。

吸うときに第三の目から発せられる波が頭頂へ移動し、そしてまた吐くときに第三の目の位置へと戻るのを感じます（3分間）。

吸うときに気がグル・チャクラ（第三の目と頭頂とのあいだ）から頭頂へ移動し、そしてまた吐くときにグル・チャクラへと戻るのを感じます（5-7分間）。

意識を第三の目にとどめます。そこから息が出たり入ったりするのを感じます（1分間）。喉のエネルギーセンターに意識を移し、気がそこから出たり入ったりするのを感じます（1分間）。胸のエネルギーセンターに意識を移し、気がそこから出たり入ったりするのを感じます（3分間）。
意識を胸のあたりに休ませながら、体の下に真っ暗な虚空、つまり炭のように漆黒の空間があると想像します。体の上の空間が真っ暗な虚空であると感じます（1分間）。体の右側に真っ暗な虚空、そして左側に漆黒の空間があります（1分間）。
頭の上に空虚で真っ暗な空間があるのを感じます。
足の下に空虚で真っ暗で黒い空間があるのを感じます。
体の内側の空間が、空虚で真っ暗な空間であることを感じます。
自分はその虚空のなかを漂う存在だと感じます。自分は「無」の暗い空間だと。
虚空のなかで虚空として休息します（10分間）。
広がる空間のなかで休みます。
意識を胸のエネルギーセンターに戻します。胸のエネルギーセンターから息が出たり入ったりするのを感じます。吸うときにAH、吐くときにHAMと繰りかえします（9回）。
意識を次の体のエネルギーセンターで休ませます。
第三の目——息を吸い、吐きます。
喉のエネルギーセンター——息を吸い、吐きます。
胸のエネルギーセンター——息を吸い、吐きます。
へそのエネルギーセンター——息を吸い、吐きます。
骨盤のエネルギーセンター——息を吸い、吐きます。
背骨の底部——息を吸い、吐きます。
戻ってきた自分をゆっくり、あたたかく迎えいれます。たっぷり時間をかけて構いません。呼吸を深めます。ゆっくり指を動かします。そのはざまの瞬間を、ひと時味わいます。ゆっくり起きあがり、座り姿勢になります。

自己への問いかけ

ヨガニドラの練習後、10分から15分ほどかけて、次の質問に答えていきます。できるだけすばやく書きとめます。文法や構文について気にする必要はありません。自分の胸の祭壇に灯された炎が自分の手を勝手に動かしていると想像します。回答方法は言葉でも、詩でも、ダンスでも、絵でもよいです。浮かんでくるままに表現してください。練習を重ねるたびに下記の質問に戻り、定期的に答えるようにします。

1. 支えなしに自分の体を空間にとどまらせる体験はどうでしたか。
2. どんな感情や思考が浮かびましたか。
3. この練習のなかで浮かんできたことを描写してください。何を見たり、感じたり、聞いたりしましたか。
4. この練習のなかで親しみがあると感じたことは何かありましたか。もしあれば詳細を書きだしてください。

毎日の練習

ヨガニドラや自己への問いかけをおこなう時間がないときは、以下の短めの練習をひとつ以上おこないます。

就寝前の儀式：「私は」［5-10分間］

朝の起床時間を心の目覚まし時計としてセットし、意識を胸のエネルギーセンターに置きながら眠りにつきます。目を閉じ、暗さをただ心にとめていきます。呼吸に意識を向けていきます。批判や判断はせず、ただそれを心にとめていきます。

空中の香りに意識を向けます（1分間）。シーツが肌に触れる感触、そしてベッドと接している体の各部位に意識を向けます（1分間）。口のなかにある味に意識を向けます。

呼吸の音を聞き、自分の周りにあるすべての音に心をとめていきます。呼吸の音、心臓の音、体内を流れる液体の音に意識を向けます（2分間）。

力を抜きながら意識が徐々に内側に向いていくのを感じます。自分の気に深い内側へと導いてもらいます。気を胸のエネルギーセンター、つまり心理的な胸のエネルギーセンターまで追いかけていきます。

マントラ（**マハーヴァーキャ**と言われる「偉大な格言」のひとつ）を思いだします。[1]

AHAM BRAHMAMSI

私は絶対的存在である

このマントラを胸にとどめながら、眠りに落ちていきます。

起床時の儀式：私は目を覚ましている［3分間］

目を覚ましつつある自分を感じ、虚空を思いだします。すべての移行の瞬間は小さなヨガニドラを秘めています。吸う息と吐く息とのあいだ、薄明かりから日の出までの時間、日没から月の出までの時間、そして目がまばたきする瞬間。覚醒から数秒間のなかで起こる移行（呼吸、目に入る光、遠くに聞こえる音）に心をとめていきます。

自分に以下を繰りかえします。「私は無限の空間があることを知っています。私の想像力、ひらめき、そして可能性は果てしなく広がっています。移行の瞬間は、広がりのある意識と魔法への扉。私は自分の人生に目を覚ましています」

すべての意識状態で注意力を保ちつづける自分の一部が存在することを思いだします。その自分の一部はヨガニドラの練習のなかで見つけた存在です。これについて一日を通して思いをめぐらせます。

虚空からの学び［10-20分間］

少し時間を取り、完全に真っ暗なたたずめる場所を見つけましょう。私はこの練習法を自然の森の中でおこなうのが好きですが、もしそれが難しければ暗い部屋でおこなっても構いません。安全に感じ、邪魔が入らなさそうな場所でおこないます。周りの人に10分から20分ほどこの練習をすることを伝えておきましょう。

快適な座位につき、目をわずかに開いておきます。目の前の暗闇を眺めます（3分間）。自分にこう尋ねます。「未知とどうすれば仲良くなれるのか。自分が一番恐れていることは何か。その恐怖を変換するのにどんなツールが役立つか。その恐怖について安全な場所で語りあえる人は誰か」自分のなかに湧いてくる感情を確認していきます。

目の前の暗闇以外に何も見ようとはしません。虚空に沈んでいく自分を感じます。感覚を内側にひっこめていきます。虚空の無限の空間へと広がる自分の意識を感じます。

暗闇への恐怖感やトラウマがあれば、ひとりで練習する前に治療専門家に相談したり、信頼できる友達と一緒に練習したりしましょう。数分間時間を取って、この練習法について自由に書きだします。何を学びましたか。恐怖心があっても勇気を持つのに役立つ情報は何か得られましたか。

まとめ

自由への真の秘密

深いリラックスとヨガニドラは、自分自身、周りの世界、そして大いなる存在との関係を探求する深遠な練習法です。そしてヨガニドラは、精神的解放（**モクシャ**）という一番の高みへと導く完全なヨガのシステムです。

どうやってそこへ達するのか。そこへ達したかどうかどうわかるのか。Viniyoga［ヴィニヨガ］の米国人創設者であるゲイリー・クラフトソウはこの問いに次のように答えています。モクシャには「真実を知ることではなく、実際の体験としてそれに目覚めることで至ることができる。モクシャが現実的な体験になるまで練習をつづけていけばわかる」[1]

精神的解放への道は、考えだすことができません。知性から得られるものではないのです。精神的解放は、継続的な練習と恵みにより得られる体験です。一度それを会得できれば、その知識は誰にも奪われることはありません。それは人生を支える基礎となり、他の練習や探求をあと押しします。そしてそれは、ひたむきなサーダナー（身を入れた練習または、何かを達成するための方法）の結果として得られるものです。

脳の思考回路を変える

一定期間身を入れて練習をつづけていくと、自分が変化していきます。継続することによりあらたな習慣ができ、あらたな理解の道が開け、一段階上の自制心と意志とを手に入れられるでしょう。

解放へとプログラミングされたあらたな自分のスイッチを入れることを想像してみましょう。練習をつづけていけば、これは不可能ではありません。神経科学者であり*Evolve Your Brain*［脳を進化させる］の著者であるジョー・ディスペンザはこう説明します。精神的解放という目的に沿った選択をおこなう（例えば、練習法のどれかひとつをその短さを気にせず試す）たびに、「将来の理想の自分のように考え、行動し、感じる神経学的ハードウェアを自分の脳にインストールできるよう脳が最適化されていきます。その脳のネットワークを発火させ、配線をつなげるという作業をつづけていくと、そのハードウェアはいつかソフトウェアプログラムになり、理想の未来に沿う選択が自動的におこなえるようになります。未来の自分を思いえがきながら、何度もそういった選択を取りつづけていくと、つまりそのプロセスに毎日体を参加させていくと、そのあらたな態度があらたな自分の習慣となります」[2]

この智慧こそが長期間練習をつづけることの動機です。それが1日3分であれ1時間であれ、練習を継続するためのすべての努力は、安定感と明瞭さをもたらします。

タパスと変革

30日から90日間のサーダナーがここで重要になります。サーダナーにより、「熱」や「鍛錬」と訳される**タパス**、つまり体・心・感覚の明瞭さへとつながる練習が生みだされます。タパスの熱は、習慣や嗜好に逆らって練習をおこなう摩擦から生じます。例えば、深いリラックスにおいてのタパスのひとつは、練習中の眠気に逆らって意識を保とうとする努力です。何があっても毎日何かをおこなうという姿勢は私たちの多くにとって強力なタパスとなります。それは一日もさぼってはならず、もしそうしてしまった場合一日目からやり直さなければなりません。サーダナーは、効果を出すためには必ずしも長時間おこなう必要はないことを覚えておきましょう。小さなサーダナーを3日から5日間継続しておこなうところから慣れていってもよいでしょう。それによりさらに長期の練習に徹してみようというやる気を起こさせます。サーダナーを長くつづければつづけるほど、煌めきと成長が得られると私は思っています。生活自体を煌めくサーダナーとしてはどうでしょうか。「主夫／主婦のための練習フロー」を生活に編みこむことにより、鍛錬という男性的な角をまるめ、厳しい鍛錬をひたむきな情熱に変えることができます。自身への優しさの心を持ち、長い練習をできなくとも、サーダナーを毎日絶やさないようにしましょう。

新型コロナウイルス流行のさなかで命じられた外出自粛令のもとで、私たちは皆、何か月ものあいだ習慣を変え、嗜好を手放し、じっとするという全世界的なサーダナーを強いられました。私たちは皆で、それまで不可能と考えられたものをやってのけたのです。多くの人々が不快さに直面し、それに適応し、結果としてより強くなりました。とは言え、私たちは集合体として、無視できないほど多くのものを失いました。世界が静止することで、それまで忙しく気づかなかったことに私たちは気づき、多くの物事に光が当たり注目されました。教えに心を開きつづけ、不快さから生じる熱や摩擦から逃げださなければ、私たちは明瞭さを得て、自分についての理解を深めることができる。これが精神的解放への錬金術です。

たゆみなく練習し、それに徹し、目をさまし参加することへの抵抗感自体が、想像力や明瞭さ、そして内側の煌めきを目覚めさせるのに役立つのだと思いえがきましょう。誘惑や外側の物事に向けていつも流れていくエネルギーをすべて引きこみ、練習、治癒、そして変革へと捧げなければなりません。何かを心から実現させようとするときは、いつも努力と明確な意図が必要です。サーダナーの期間が終わってからも、練習に対して取っていたひたむきな態度は長いあいだ生活に役立ちます。ティーチャートレーニングの同期であり、双子の母、弁護士、そして妻であるシヴァーニは、30日間の継続練習の終わりに以下の感想をシェアしてくれました。

30日間の終わりに、私は内側の静寂さを感じました。いままでその存在を知らなかったある種の自信、自分への信頼といった感覚……またはある種の状態と言えるものです。日々のストレスや、小さな子どもを抱えながら働く母親という現実を超越する満足感でした。ヨガニドラにより、夫や子どもたちといった周囲の人々との関係も改善できました。私はよりやさしく、忍耐強く、愛情深くなりました。ストレスを感じているときでも、内側にある自分より偉大な源へとつながれるのだという感覚がありました。自分をひっくり返すほど変革させるこの練習法の威力にいまだに畏敬の念を抱いています。

胸に意識を置く：真実への扉

神聖な扉について第2章で説明しましたが、もう一度、探究の場所としての胸のエネルギーセンターの重要さに触れておきたいと思います。パンディット・ラジマニ・ティグナイトが訳した『シヴァ・スートラ』の第15節には、「意識を胸に集中させることによって、ヨギーは覚醒と夢の状態の一部にある智慧を得られる」とあります。[3]胸へ意識を置くことにより、すべてを知っている自分の一部につながることができます。またそこは深い睡眠と関連するエネルギーセンターの場所です。胸のエネルギーセンターを思いえがきながらさまざまな儀式を練習することは、最も奥深いプラティヤハーラの方法のひとつです。そしてプラティヤハーラは、これまでの章から覚えているかもしれませんが、ヨガの支則のひとつであり、リラックスとヨガニドラの練習を深めるのに欠かせません。ここまで読んできたのであれば、本書に記載の練習法の多くを試したかと思います。そしてそのなかで、練習の終わりに意識を胸で休めるよう指示されることが多いのに気づいたかもしれません。これはすべて、胸のエネルギーセンターの空間へ入り、ヨガニドラの恵みを受けとる準備です。シンプルなリラクッス法で自身を導き、意識を胸のエネルギーセンターで3分から10分間休ませていきます。これは、いままで継続してきた練習の成果を刈りとる時間です。また、練習がどれほどシンプルでよいのかを発見する時間でもあります。胸のエネルギーセンターは、人間と大いなる存在とが出会う場所です。練習のなかで、守り育むトーンを持つ特定の周波数や波動に気づけるようになるかもしれません。その周波数や波動に何度も気づいていくと、それらは内側の波動となり、練習を終えたあとにしばらくただよう香気となります。その波動に合わせ、それを認識することを学びましょう。その波動には智慧と癒やしとが包まれています。

自己への問いかけ

深いリラックスを練習するとき、ひたむきな態度、心から身をゆだねること、そしてそれまでにおこなった他の練習すべてが成果となってヨガニドラの恵みへと導いてくれます。どうやって練習を始めるか、練習の目的、そして練習のために横になるときに何を考えているか。そのすべては体験に影響を及ぼします。立ちどまって、少し時間を取り、練習の各側面を深掘りする以下の質問に答えていきましょう。

1. 精神的練習からどんなことを得たいと心から願っていますか。
2. 練習へのひたむきな態度はどう呼びおこせるでしょうか。
3. 深い休息を練習し始めてから、ゆだねるという考えやそれについての理解はどう変わりましたか。
4. 手放すのが一番怖いのはどんなことですか。
5. 練習に励むためにどんな誘惑を手放す準備ができているでしょうか。
6. 打ち勝つのが難しそうな練習への抵抗感はありますか。
7. この抵抗感を和らげてくれそうなことを3つ挙げてください。
8. 自由になるとはどういうことでしょうか。この世界の人々が自由でないなか、自分は自由になれるでしょうか。

ヨガニドラの練習をセルフガイドする

いまから書くことは、ヨガ業界が一番語って欲しくないことかもしれません。練習の音声ガイドを聞くのをやめ、自分で自分をガイドしはじめてから、私の練習はあらたな領域に入りました。自分自身が真の秘密だったのです。もし体験を深めたいと思っているのであれば、40日間の練習をはじめることを心から応援します。そのなかで深くリラックスし、心から身をゆだねて休息し、プラーナをその出所へと追っていくよう自分をガイドしていきます。第三の目、喉、子宮、または胸のエネルギーセンターといった神聖な扉のひとつで意識を休ませます。抵抗感がなかったらとても簡単なことです！　練習において自分をガイドするという概念について考えるとき、どんなことが浮かんでくるか心をとめていきましょう。

私は、自分で自分の練習をガイドするようになってから、音声ガイドを聞いていたときに気づかなかった抵抗感に気づきました。そして自分の信条、価値や安全についての見識、そして自分の身体的特徴について抱く感情をより深く見られるようになりました。このため、ヨガニドラの練習から得られる深みを体験したいのであれば、サーダナーのひとつとしてセルフガイドを探求すべきだと私は主張するのです。

ヨガニドラが覚醒、夢のある睡眠、深い睡眠というすべての移行の瞬間において目を覚ましておく練習なのであれば、真に目を覚ましつづける方法を学ばなければならないのは当然です。トゥリヤ（第4の状態）が**ニルヴィカルパ**（思考のない）状態なのであれば、音声ガイドを再生することは、超越できる範囲をある程度制限してしまうかもしれません。音声ガイドでは深い体験ができないと言っているのではありません。もちろんできますが、自由になり自分の力を解き放つための探求をしたいのであれば、自分でガイドをする練習を試してはどうでしょう。数々の教えはリシやリシカたちの前に「現れた」のだと言われています。リシやリシカたちは大自然のなかで星や月、太陽、動物たちの動きを静かに観察し、直感とプラーナに導かれていたのだと想像します。

ヨガニドラの秘められた教えのいくつかでは、自らの意識を他の存在、多くの場合この地球上にもう存在しないもの、と一体化させていきます。流派の覚首たちは、グルの死後しばらくたってからも、この方法で教えを受けとってきたのだと言う人もいます。さらに私は、特別な方法を教わった訳でもないのに、亡くなった大切な人のエネルギーとつながったという話を複数の生徒から聞いたこともあります。ヨガニドラの練習は、人生をかけても理解しきれない力を秘めています。

耳をすまし、その恵みに身をゆだねる能力を引きあげることができれば、ヨガニドラはあなたの師となり、より高い気づきへの道となります。自分の練習をガイドできるようになれば、ヨガニドラのさまざまな側面と深く個人的なつながりを持てるようになります。そしてそこから本当の魔法がはじまります。

シャンティ・タコロンテ-ペレスと私が共同開催しているエンパワード・ウィズダム・ヨガニドラ・トレーニングの一環として、私たちは、指導員資格取得までの10か月間のなかで40日間の自己練習をするように生徒たちに薦めます。「どうやって自分自身を深いリラックスへとガイドできるのか」といった疑念にあふれた表情をよく見かけます。

ここで自分をガイドしはじめるのに役立つステップをいくつか紹介します。ひたむきな練習は、体現した練習が智慧として花開くために必要な水のようなものです。この智慧は、人生をかけてあなたを支える基礎となります。そしてこの種の智慧は無くなったり盗まれたりするものではありません。私たちをよい未来の祖先にしてくれる智慧です。ただしこれだけは覚えておいてください。智慧は、忘れられてしまうことがあり、そのため練習のあとに思い浮かんだことを自由に書きだすことが大切なのです。

セルフガイドへのアイデア

- 深いリラックスの練習をひとつ、40日間のサーダナーとして少なくとも2回おこないます。同じ音声ガイドを40日間使いつづけます。セルフガイドをしたいと思う練習法を選び、その方法を記憶します。（ヒント：練習法を本書から手描きで書き写したり、音声ガイドを聞きながらそれを書き起こしたりします。そうするとき、「これを記憶しよう」という意図を持ちながらおこないます。）
- 心の目覚まし時計（48ページ）で起床する練習をします。
- 108カウントダウン（205ページ）またはドリーム・ストーン（204

ページ）の練習法のどちらかをおこないます。

・ヨガニドラ練習用の日記と夢日記、その両方をつけます。日記をつけたり、自由に書きだしたり、絵や詩を書きます。夢日記をつけることは、ヨガニドラのセルフガイドをしていくはじめの方で、夢をより明晰にさせるのに役立ちます。
・体の各部位をリラックスさせ、身をゆだね、緊張が残っている体と心の部分すべて感じるという、わかりやすい練習法から始めます。この練習法は目を覚ますとき、眠りにつく前、皿洗いをしているとき、または元恋人と電話で話しているときもおこなえます。この練習を少なくとも1週間継続しておこないます。
・起床時の儀式と就寝時の儀式を、自分の一日を挟むブックエンドのように考えておこないます。
・外に出て自然のなかに身をおきます。自然のなかでの強化練習をいくつかおこないます。
・起床時または就寝前に30分間、静寂の時間をとります。テキストメッセージを打たず、音楽を聴かず、読書や瞑想もしません。ただ静寂を楽しみます。会話をはじめようとする自らの思考の様子に気づいていきます。そんな思考が現れた場合、3回深い呼吸をし、静寂に戻ります。

練習をセルフガイドするための10のステップ

セルフガイドする準備が整ったら、前述の練習法からひとつ選び、次のステップに従いましょう。

1. 選んだ練習法に自分自身をガイドしていきます。
2. 練習のあいだ意識を保ちつづける目標を立てます。眠りに落ちそうだと感じたら、「自分は意識を保つ」と自分に再認識させます。肉体が眠りに落ちつつあり心がゆるんでいっているのを感じることは問題ありません。意識は覚醒しつづけます。
3. 正しくおこなうためには何かを暗記しないといけないという観念

を捨てます。そのステップを知っておくために記憶しているだけです。同じ言葉やフレーズを使わなければならないという、角々しさを丸めます。練習を注意深く感じ、自分自身をガイドします。練習の基礎と原点とを学び、注釈にある文献を探求します。そして、得た体験と練習したときの記憶によって、自分自身をガイドします。自分を信じ、体験したことについてメモを取ります。ヨガニドラに興味を持つ友人や師とそのメモの内容を共有します。

4. 他人をガイドするかのように心のなかで自分自身に話しかけるようにして始めます。自分が自分の生徒であるかのように横になっているのを想像し、手順に沿って自分をガイドしはじめます。「右脚をリラックスさせて」という代わりに、「右脚、リラックスして」と言います。こうすることで、自分と自分の体とのあいだに一定の距離を作ることができます。
5. 自らの指示に従い、リラックスし、呼吸し、身をゆだねる自分自身を観察します。[4]
6. すべての移行の瞬間、つまり各呼吸の一瞬の間《ま》、思考の合間、リラックスの各段階のあいだ、完全に覚醒している状態から夢のある睡眠、そして深い睡眠の暗闇、さらにそのまた先への移行の瞬間を観察します。半覚醒状態に入っていく自分に心をとめていきます。そこでどれほど長く、眠りに落ちずに浮かんでいられるか観察します。
7. 練習の最後に、数分間、意識を胸で休ませます。胸は解放への扉のひとつだと言われています。いつ練習を終えるべきかは自分自身がわかっています。スワミ・ヴェーダは肉体からため息がでるときが、それを終えるときだと教えました。プラーナをその出所まで追い、自分は女神ヨガニドラに支えられていることを想像します。女神は呼吸の一つひとつを支え、胸の最も奥にある洞窟へとあなたを導きます。その洞窟のなかで休息します。
8. ここから先は自分の練習によってのみ進むことができます。自分の直感、つまり内なる師の声を聞きましょう。研究し、聖典（多くは本書の参考文献に記載）を読みます。信頼できる師と共に座ります。師や流派について調べ、他人を傷つけたような人物を認識しておくことで、確かな情報に基づいた判断をくだせます。師が共有している教えがどこから来たものなのか尋ね、自分で探求できるようにします。

9. 練習を深めることに興味を持っている、志を同じくする友人とつながり、共有します。体験を共有できるよう、サーダナーへ参加するよう誘いましょう。
10. 意識状態に関連する各エネルギーセンター、つまり第三の目（覚醒状態）、喉のエネルギーセンター（夢のある睡眠状態）、胸のエネルギーセンター（深い睡眠）、そしてさらに胸のエネルギーセンターの奥深く（トゥリヤ）、を試します。

総じて、自由への道は完成することのない旅です。私たちは練習そして呼吸をすることでその道にある障害物を取りのぞきつづけます。練習からの学びを思いだすたびに、私たちは自分の一部を癒やしていきます。

自分は何に癒やされ救われたのか認識できるようになると、それを謙虚に世界と共有できるようになります。そして真の体現、ひたむきな態度、そして愛を持つことで、教えを確実に伝えることができます。悟りは静的な状態のものではありません。そのため練習し、学び、実験しつづけてください。どれほど多くの成果を得たとしても、あきらかにされるべきことはいつもあります。

私たちが自らの真の力を知ることができますように
内なる光とつながることができますように
内なる師に導かれますように
世界への恵みとなれますように

謝辞

次の方々に心から感謝し、愛をおくります。

私が何日も家を空けるあいだも、執筆の「洞窟」に入っているあいだも、無条件に支え、愛し、抱きしめてくれた最愛のハーリー。

早起きの大切さ、太陽を見て時間を把握すること、そして他人の物差しで自分は定義されないことを教えてくれた亡き父、フレドリック・スタンリー。

無償の愛と尽きせぬサポートを与えてくれる母ジャニス。

私の家族——ハロルド、ブレンダ、フレッド、バロン、デーン、キャレン、ウェンディ、サミー、ケイティ、アンドリュー、バレット、アリソン。

長い年月のなかで多くを教えてくれたすべての人々。特にヨガルパ・ロッド・ストライカー、パンディット・ラジマニ・ティグナイト、スワミ・ヴェーダ・バラティ、ウマ・ディンズモア－トゥーリ、ゲイリー・クラフトソウ、リチャード・ミラー博士、ロルフ・ソヴィック、そしてローラ・アマッツォーネ。

先見の明を持つ人々——Elixirの霊能者、キャット・アレクサンダーとケニス・アレクサンダー。

探求、脱却、そして創造の精神を持つ大好きな親友、シャンティ・タコロンテ-ペレス。ローザとルイーズの誇り。

私を励まし奮いたたせ、私を信じてくれた友人たち——メガン・モナハン、ジーナ・ゴメズ、リシア・モレリ、キム・クランズ、ミッシェル・カサンドラ・ジョンソン、メアリー・ブルース、ケイティ・シルコックス、セイクリッド・チル・ウェスト・アトランタのコミュニティ、デヴォン・クレイグ、ヘザー・ストーリー、スーズ・ヤロフ・シュワルツ、ケリー・ラブ・ロス、ケイト・ノースラップ、ライト・ワトキンス、ゲイル・パーカー博士、ダニエル・ラポルテ。

あたたかい心とするどい目を持ち、私を手助けしてくれたジェシカ・

レヴィン。

私に声をかけてくれたシャンバーラ出版の編集者サラ・スタントン。あなたの名刺はまだ祭壇に飾っています。

躊躇せずに「イエス」と言ってくれたエージェント、デーナ・ニューマン。

大自然と魂とに真につながるイラストレーター、マギー・ロッテンバーグ。

棒線画の達人、アダム・グロッシ。

私の仕事とヨガ・トレーニングを支えてくれた人々——サリ・ゲルザー、クリスタル・ヒギンズ、ナタリー・バックマン、クリス・ジョンソン、リーソル・マッジョーレ、エプリル・ダギラー、そしてシヴァーニ・メータ。

貴重な時間、智慧、言葉を提供してくれた人々——オクタヴィア・ラヒーム、ゲイル・パーカー博士、ディーン・ラディン博士、ウマ・ディンズモア－トゥーリ博士、ジョン・ボスラー、シャンティ・タコロンテ-ペレス、ソニア・ギブソン、ンケチ・ンジャカ。皆に心から感謝します。

付録

ヨガニドラの流派

iRest　アイレスト

世界的に有名なスピリチュアル分野の著者であり、ヨガ学者、研究者、そして臨床心理士でもあるリチャード・ミラー博士がつくりあげた流派。iRestでは、伝統的なヨガ練習法が西欧の心理学や神経科学と統合されています。また心的外傷後ストレス障害（PTSD）やトラウマに関する数多くの研究で活用されてきています。

Himalayan Tradition　ヒマラヤン・トラディション

「61ポイント」や「75呼吸」の練習法で知られるこのトラディション、そして流派は、スワミ・ラーマ、パンディット・ラジマニ・ティグナイト、スワミ・ヴェーダ・バラティ、ロルフ・ソヴィックによって西洋に広められました。スワミ・ラーマは母なる師、つまりマタジからヨギーの眠りの教えを受けました。

ParaYoga Nidra　パラヨガ・ニドラ

ヨガルパ・ロッド・ストライカーがつくりあげた、ヒマラヤン・トラディションを基礎とした流派。パラヨガ・ニドラでは、5つの練習法（治癒、変革、サンカルパ、超越、時を超えた聖賢の智慧への到達）に重点を置いています。

The Integrative Amrit Method of Yoga Nidra
ヨガニドラ統合アムリット・メソッド

I AM［アイ・アム］メソッドをつくりあげたアムリットとカマニ・デサイは、彼らのメソッドについて「人生の内側の領域を制するためのパワフルなツール。最も深い瞑想状態に無理なく至ることができる、睡眠を基とした効果的な瞑想テクニック」と説明しています。

Total Yoga Nidra　トータル・ヨガニドラ

Total Yoga Nidra［トータル・ヨガニドラ］は、Yoga Nidra Network［ヨガニドラ・ネットワーク］の共同創設者であるウマ・ディンズモア-トゥーリ博士とニーリプタ・トゥーリが2010年に使いはじめた用語です。Total Yoga Nidraでは、流派を超えて包括的で独創的であり、その場の状況に柔軟なヨガニドラを共有しています。Total Yoga Nidraの各練習法は、聞き手のニーズや自然のリズム、場所、サイクルに応じて独自に共同制作されるものです。

Bihar Tradition　ビハール・トラディション

この流派では、意識のローテーション、ビジュアライゼーション（視覚化）、シンボル、対局の対、そして呼吸への意識といった方法を使って、心身を漸進的かつ体系的にリラックスさせることに重きを置いています。ヨガニドラの練習法を西洋にはじめて広めた流派のひとつです。

ヨガニドラのためのヨガポーズとシークエンス

ヨガポーズの詳細については本書では網羅しきれませんが、ポーズやシークエンス、禁忌事項については以下の書籍が参考になります。

Wheelchair Yoga Jerri Lincoln著

Yoga for Wellness: Healing with the Timeless Teachings of Viniyoga Gary Kraftsow著

Yoga: Ancient Heritage, Tomorrow's Vision Indu Arora著

Yoni Shakti: A Woman's Guide to Power and Freedom through Yoga and Tantra Uma Dinsmore-Tuli著

Yoga as Medicine: The Yogic Prescription for Health and Healing Timothy McCall, MD著

ヨガポーズ

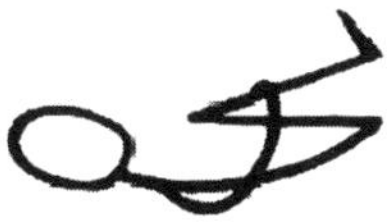

Apanasana
アパーナーサナ
（両膝を胸に近づけるポーズ）

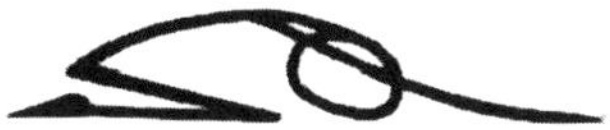

Balasana バラーサナ
（子どものポーズ）

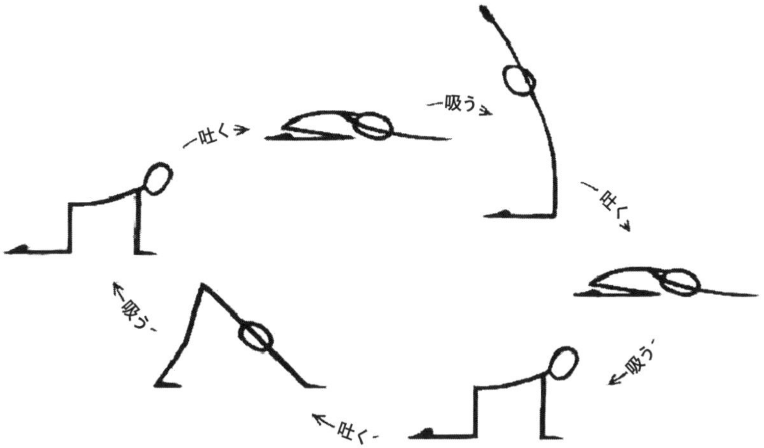

Chakravakasana flow sequence
チャクラヴァカーサナのフローシークエンス
（ウシとネコの一連ポーズ）

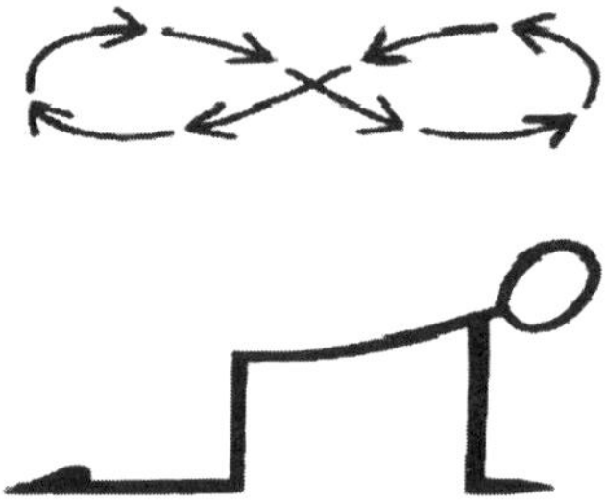

よつんばいの姿勢で八の字

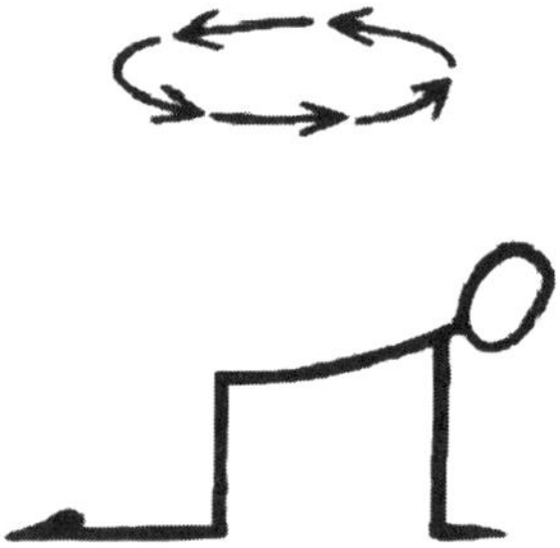

よつんばいの姿勢で腰まわし
（腰を動かす）

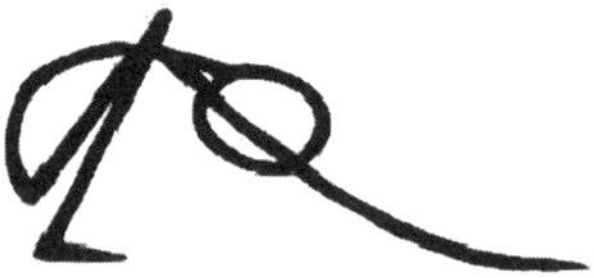

Malasana
マラーサナ（花輪のポーズ）

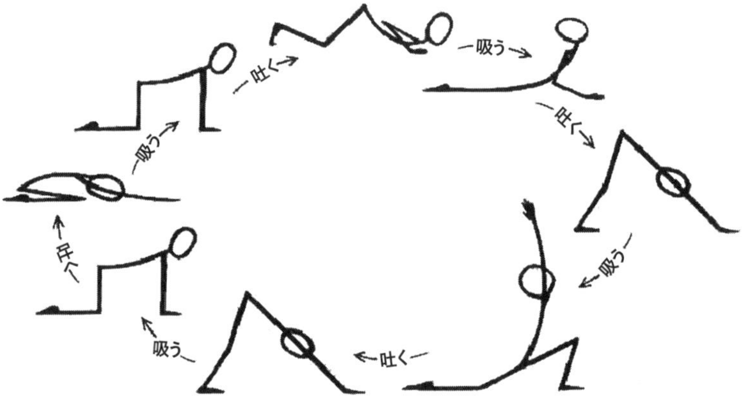

月礼拝

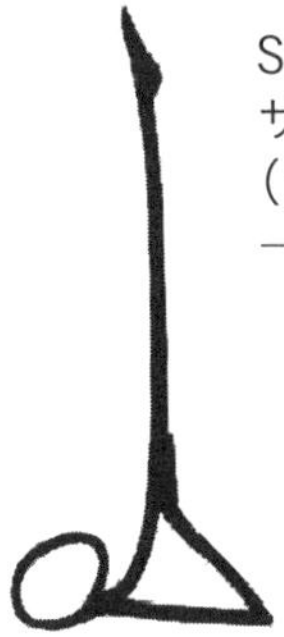

Salamba Sarvangasana
サーランバ・サルヴァンガーサナ
（支えのある肩立ち）
――高血圧、頭痛、頸部損傷、妊娠中は禁忌。

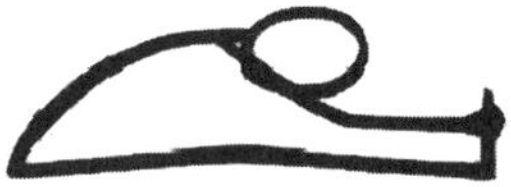

Paschimottanasana
パスチモッターナーサナ
（座った前屈）

Makarasana
マカラーサナ（ワニのポーズ）
――背中や腰の痛みがある場合や妊娠中は禁忌。

Savasana
シャヴァーサナ
（亡骸のポーズ）

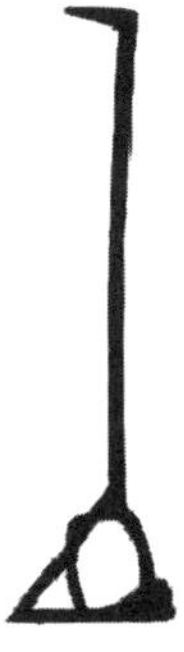

Sirsasana
シールシャーサナ
（ヘッドスタンド）
――高血圧、頸部損傷がある場合は禁忌。

シークエンス

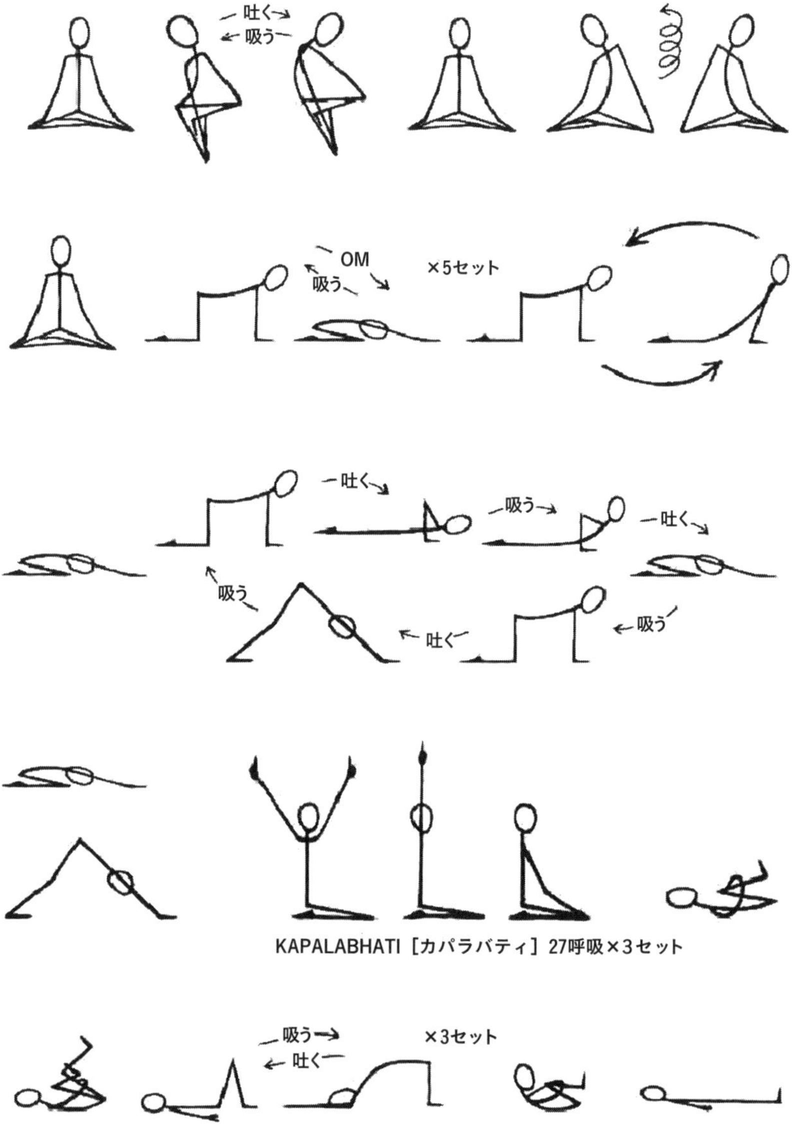
吐く
吸う
OM
吸う
×5セット
吐く
吸う
吐く
吸う
吐く
吸う
KAPALABHATI ［カパラバティ］ 27呼吸×3セット
吸う
吐く
×3セット

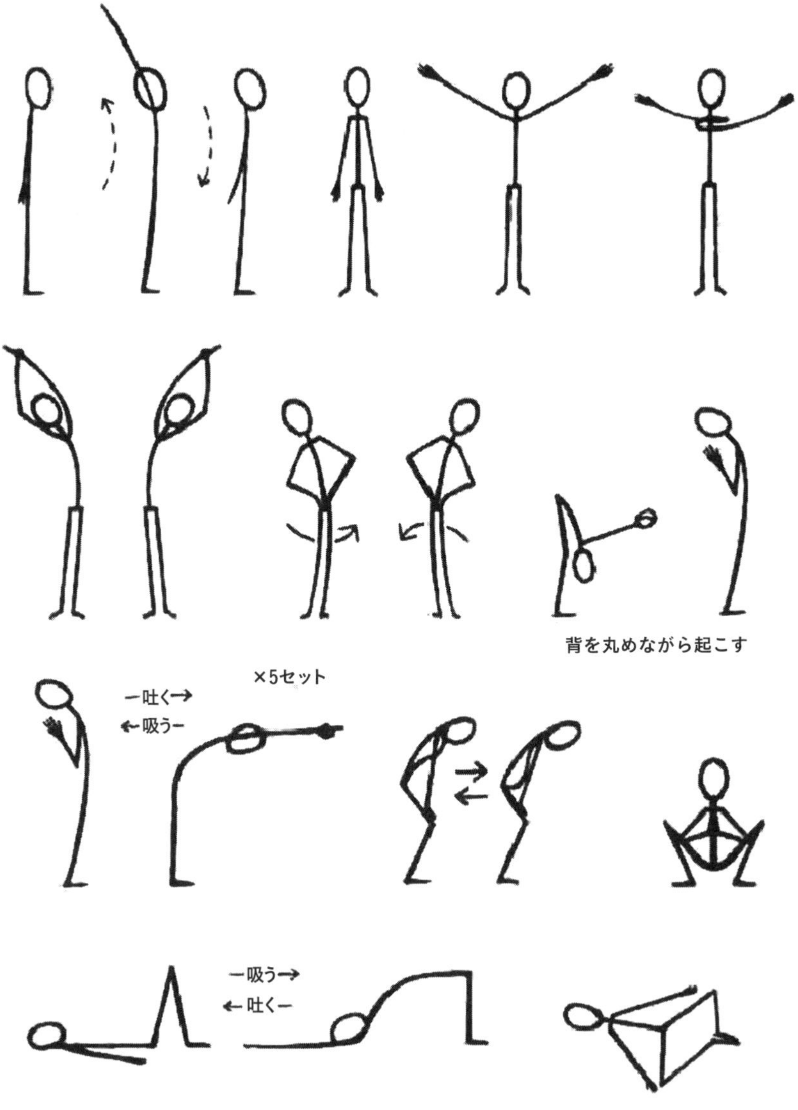
背を丸めながら起こす
×5セット
ー吐く→
←吸うー
ー吸う→
←吐くー

ビジャマントラ（種子真言）

GAM（ガムと発音）は、大地につながり治癒する力を持つ、障害物の破壊者ガネーシャのビジャマントラです。

HAM（ハムと発音）は、プラーナ、**テジャス**（アーユルヴェーダで「内側からの輝き」の意）、そして**ピッタ**（アーユルヴェーダで「火」と「水」の元素に関連するドーシャ、「料理するもの」と訳される）を活性化します。ニャサの練習で使う場合にはまず経験豊富な講師に相談してください。

HRIM（ハリームと発音）は太陽、心の惑星、そして**フリダヤ**（神聖な胸のエネルギーセンター）に関係のあるビジャマントラです。胸を、肉体的、エネルギー的、そして精神的なすべての領域で活性化させると言われています。

KRIM（クリームと発音）は、時間と変革の女神カリのビジャマントラです。

LAM（ラムと発音）は、「土」の元素とルート・チャクラ（根のチャクラ）に関連するマントラです。

AUM（オウンと発音）は、宇宙全体とさまざまな意識状態とを表すマントラです。エネルギーと生命力のビジャマントラ、そして創造と高い次元の自分を示す音でもあります。

SAUH（サウと発音）は、喜びの蜜ソマが頭頂から胸のエネルギーセンターに流れるのを助けます。

SRIM（シュリームと発音）は月に関係があり、思考を落ちつける効果があります。また豊かさの女神ラクシュミのビジャマントラでもあります。女神が私たちを包みこみ、支え、育み、幸せと煌めきに満ちた私たちの性質を輝かせてくれるという信頼を表現するのに最適なマントラです。

VAM（ヴァムと発音）は、私たちを「水」の元素や第2チャクラとつなげます。

マントラ

マントラは「明かされる音」であり、練習を通してその意味が会得されてはじめて理解できるものです。以下は、マントラの直訳というより、その本質について説明するものです。マントラについて自由に研究を深め、自分に合うものにつながるための練習をぜひ進めてください。マントラの詳細や発音方法については、シーラ・ブリンギのSacred Sound Lab［聖音研究ラボ］（www.sacredsoundlab.com）を参照してください（英語のみ）。

Gayatri Mantra ガーヤトリー・マントラ

このマントラは、大いなる存在の光の煌めきに私たちをつなげます。歌い手に光を当て、聞き手を浄化すると言われています。

OM BHUR BHUVAḤ SWAḤ
TAT-SAVITUR VAREÑYAṂ
BHARGO DEVASYA DHĪMAHI
DHIYO YONAḤ PRACHODAYĀT
あらゆる世界を照らす意識の光が、その輝きで私を維持し、触発し、覚醒させますように。

Maha Mritjunjaya マハ・ムリチュンジャヤ

これは、内側に宿る癒やしの力を目覚めさせるために、自らを癒やし、育むマントラです。

OM, TRYAMBAKAṀ YAJĀMAHE
SUGANDHIṀ PUṢṬI-VARDHANAM
UEVĀ-RUKAMIVA BANDHANĀN
MṚTYOR-MUKṢĪYA MĀ’MṚTĀT
私は、意志力、認識力、そして行動力を持つ偉大な存在のもとに瞑想し、自らをゆだねます。人生という華の香りとして現れ、その人生の華の永遠の養育者である大いなる存在に祈ります。肉体、心、そして精神という敵《かたき》の束縛を受ける私を、人生の主が優れた園芸家のごとく、解放してくれますように。内側に宿る不死身の主が、死、老化、そして病《やまい》から私を解放し、不老不死に私をつないでくれますように。

Himalayan Institute［ヒマラヤン・インスティテュート］
からの翻訳に基づく

Ratri Suktum　ラートリー・スクタム 第10節

ヴィシュヌを起こすために、女神ヨガニドラを称え歌うブラフマーを思いだしましょう。この一節はその賛歌の一部です。心を鎮め落ちつかせ、自らを育んでくれる存在が必要と感じるときに、月光の下で少し時間を取り、チャンティングします。**サウミヤ**は、行動における穏やかさ、真珠や月のような、純粋さと平穏さと、平和といった性質を呼びおこすものを示します。

SAUMYĀ SAUMYĀTARĀŚEṢĀ
SAUMYEBHYAS TVATI SUNDARI
PARĀPARĀṆĀṀ PARAMĀ
TVAMEVA PARAMESHVARĪ
あなたはうつくしく、麗しい。あなたはサウミヤな物事のなかでも最もうつくしい。あらゆる場において最も偉大な女神パラメシュワリよ。[1]

Shiva Sankalpa Sukta Refrain　シヴァ・サンカルパ・スクタの反復節

これは『シヴァ・サンカルパ・スクタ』で繰りかえされる節です。この節には、賛美歌全体を構成する全6節の利点が凝縮されていて、全体を唱える時間がないときや覚えきれない場合に使うことができると言われています。この全体のマントラは、真の目的やダルマに沿った考えに従うよう思考を促します。[2]

TAN ME MANAHA SHIVA SANKAlPAM ATSU
心が成功の自信で満ちあふれますように

プラーナヤーマ

Bhramari Breath　ブラーマリー呼吸（ハチの羽音）

この種類の呼吸法は神経をなだめ、思考を落ちつかせます。

次の方法は、初心者でもはじめやすい簡易版です。快適な姿勢で座り、目を閉じます。鼻から息を吸ったり吐いたりして、唇は閉じ、上下の歯があたる状態にします。蜂の巣からでる音のように、吐きながら低音でンーという音をたてます。ンーという振動を歯、舌、脳で感じます。自分の心身全体がその音で浄化され沈静化されていくのを感じます（3-5分間）。

Chandra Bhedana　チャンドラ・ベーダナ（月を突きさす呼吸）

このプラーナヤーマでは、月の経路を活性化し、心身を鎮めます。

右の鼻孔を閉じるように手で押さえ、左から吸います。左の鼻孔を閉じ、右から吐きます。左から吸います。また右から吐きます。左の鼻孔だけから吸いこみ右の鼻孔から吐きだすという流れをつづけます。左の鼻孔の近くに小さな月が浮かんでいると思いえがきます。そして、その月の蒸気を吸いこんでいくと感じていきます。月の癒やし鎮める力が体、そして心全体にも広がっていくのを感じます（3分間）。

Circular Breathing　円形呼吸

この種類の呼吸法は平穏、落ちつき、内側の静止といった感覚をもたらします。

意識をへそのあたりに向けます。息を吸うときにそこが持ち上がり、吐くときに下がるのを観察します。呼吸を観察します。それを操作せず、批判もしません（1分間）。

呼吸の粗い角を丸めていきます。なめらかで自由に呼吸が流れるようにします（1分間）。

吸う息と吐く息との境目に心をとめていきます。

自分の前に、床から天井に届くほどの大きさの月光の円を思いえがきます。

吸う息と吐く息との境目が少しずつ小さくなり、自分の呼吸がその月光の円の周りを、区切りや境目、途切れなく動いていくのを観察します。

呼吸が切れ目のない均一な流れとなって動いていくのを観察しながら、呼吸の容量を半分または3分の1に減らし（または少しだけ短く）てもよいでしょう。呼吸するたびに心の平和と幸福感が解き放たれ増大していくのを味わいます（2分間）。

Diaphragmatic Breathing　腹式呼吸

このプラーナヤーマでは、呼吸への意識を高め副交感神経、つまり休息・消化の状態を活性化させます。無理のない呼吸をするための基礎となります。

簡単におこなう方法としては、椅子に座るまたはシャヴァーサナ（亡骸のポーズ）で横になります。呼吸をしながら体に意識を向けます。腹部のあたりに心をとめていきます。そこをリラックスさせ、無理に引きこまないようにします。息を吸うと腹部が広がり、息を吐くと腹部が沈みます。息を吸うとへそのあたりが持ち上がり、吐くときへそのあたりが背骨の方へ引きよせられます。呼吸をなめらかで静かに、吸気と吐息を同じ長さに、そして吸う呼吸と吐く呼吸の区切りがないようにします（5分間）。

Nadi Shodhana　ナディ・ショーダナ（片鼻呼吸）

この種類の呼吸法では、心のバランス、そして体のエネルギーのバランスを整えます。

右手でヴィシュヌ・ムドラ（人さし指と中指を折りまげる）をとります。右手の親指で右鼻孔を閉じ、薬指と小指を左鼻孔に添えます（必要なときに鼻孔を閉じられるように）。左鼻孔から息を吸いこみ、右鼻孔に置いてあった右手親指を上げ、左鼻孔を薬指と小指で閉じます。右鼻孔から息を吐きます。次に右鼻孔から息を吸い、左鼻孔から薬指と小指を上げ、右鼻孔を親指で押さえ、左から吐きます。

この流れを繰りかえします。左から吸う。右から吐く。右から吸う。左から吐く。左から吸う。右から吐く。右から吸う。左から吐く、とつづけます（5分間）。

1:2 Breathing　1対2呼吸

吸気の2倍の長さで吐気（例えば4カウントで吸い、8カウントで吐く）をしていくことで、副交感神経を活性化し、リラックスを促します。

まず出たり入ったりする息に心をとめていきます。吸いながらカウントします。4カウントを快適におこなえれば、そこからはじめます。吐くとき、吸気の2倍の長さで吐いていきます。4カウントで息を吸った場合、8カウントで息を吐きます。自分に合う呼吸の比率を見つけます。無理にはしないこと（3分間）。

Prana Dharana　プラーナ・ダーラナー（生命力の集中）

これはプラーナを特定の場所に向け、集め、積みあげていく練習です。

簡易版としてこの練習をおこなうために、快適で安定した姿勢で座ります。鼻孔から入ってくる呼吸の流れに心をとめていきます。鼻孔に入るときの空気が冷たく、出ていくときにそれが温まっていることに気づいていきます。プラーナが呼吸にのっていることに注意を向けます。呼吸にのる光を感じたり見えたりすると想像します。吸うとき、2本の光が両方の鼻孔から第三の目まで同時に移動していき、そこで合流します。吐くとき、プラーナの光が第三の目から両方の鼻孔まで移動します。両方の鼻孔と第三の目を結ぶ逆V字型を想像し、呼吸するたびに第三の目の場所に光を集めてためていきます。

プラーナをここに集めたあとは、それを胸やへそのエネルギーセンターなど、体じゅうのどこへでも向けることができます（9回）。

瞑想

Apana Vayu Meditation　アパーナ・ヴァユ瞑想（3分間）

大地とつながり安定します。

瞑想の姿勢で座ります。背骨の底部に注意を向け、青い逆三角型がそこにあると思いえがきます。息を吐きながら、その逆三角形の尖った先から稲妻が大地に走るのを思いえがきます。その稲妻により大地につながり安定していくのを感じます。[3]

Shusumna Meditation　シュスムナ瞑想（10分間）

プラーナへの感度を上げ、エネルギーの阻害物を取りのぞきます。

瞑想の姿勢で座ります。無理のない、がんばらない状態です。透明なガラス管が背骨の真ん中に通っているのを想像します。背骨の底部に意識を向けます。吸うとき、息が管を通って背骨の底部から頭頂まで移動するのを想像し感じます。呼吸を光として、お香の煙として、または管を満たしていく水として思いえがくこともできます。吐くとき、息が管を通って頭頂から背骨の底部まで移動していくのを感じます。吸うときに息が背骨を上るのを感じ、SOという音を聞いていきます。息が頭頂から背骨の底部まで下がるのを感じる、または思いえがきながら、HAMという音を聞いていきます。SO HAMのマントラを聞きながら、吸うときにガラス管を通って息が上昇し、吐くときに下降するのを観察しつづけます。

意識を保つ練習

Dream Stone Practice　ドリーム・ストーンの練習（一晩かけておこなう練習）

この練習では、小さめの水晶か小石が必要です。眠る準備ができたら、水晶か小石を利き手ではないほうの手に握ります。

石を握りながら、少し時間をとり、呼吸と共にそこにたたずみます。好きなサンカルパを心のなかで繰りかえします。例えば「私は愛される価値がある」

一晩中、その水晶を落とさず離さないと決意します。この練習のポイントは無理におこなわないことです。絶対に正しくやろうという考えに捕らわれないようにしましょう。これは練習にすぎないのですから！

夜中目を覚ましたら水晶のことを思いだし、もし落としていたらまた手に握りなおしサンカルパをもう一度自分に繰りかえします。眠りに戻ります。目を覚ましたり、水晶を落としたりしたら毎回これを繰りかえします。

この練習をおこなうことで、夢のある睡眠状態への気づきを高め、移行の瞬間に気づけるようにし、ヨガニドラの練習中に注意力を保てるようにします。

108 Countdown　108カウントダウン（一晩かけてカウントダウン）

これは私のお気に入りの練習法です。私がこれを30日間実践したとき、深いリラックスとの関係性が変わり、練習中に眠りに落ちることに抵抗できるようになりました。

眠りに入りながら、108から0まで数えはじめます。[4] 眠りに落ちる自分を観察します。中断したところの数字を覚えておいて、夜中に目が覚めたらまたその数字からカウントダウンをはじめます。夜じゅうこれを繰りかえし、0に達するまでカウントダウンしていきます。起床時間の前に0に到達した場合は、0から108まで数えあげていきます。

0または108に達しようとする努力を手放していきます。それが練習の目的ではありません。自分自身と競う練習ではありません。正しくおこなおうとすることをやめます。そうしなければ一晩中起きていることになってしまいます。リラックスしようとするなかで、覚醒し注意力を保つ練習をしているだけです。起床し一日を始める準備ができたら、5分間かけて夢日記に自由に書きだします。

不眠症や睡眠障害がある場合、これらの練習を試す前に医師に確認してください。この練習法がどう自分に影響を与えるのかわかるまでは、これをつづけるのは2、3日までにします。

用語集

説明の末尾にある括弧内の数字は、用語が本書で使用されているページです。

アビヤンガ abhyanga　体をオイルでマッサージするアーユルヴェーダの手法。(113)

意識状態　覚醒、夢のある睡眠、深い睡眠、そしてトゥリヤといった『マーンドゥーキヤ・ウパニシャッド』で説明されているさまざまな意識の状態。(6)

ウパニシャッド Upanishads　ヴェーダの哲学的部分。ヴェーダンタとジニャーナ・ヨガの基礎でもある。(21)

ヴリッティ vritti　波または変動。(143)

儀式　行事、式典、何かをおこなう作法。(10)

休息　静かな、苦悩から解放された状態で、すっきりとやすらいでいる状態。平穏な思考または精神。ヨガニドラの練習から得られる。(5)

煌めき 放たれ反射する光。(5)

グル・チャクラ guru chakra　眉間と頭頂とのあいだにあるエネルギーセンター。内なる師への扉。(174)

交感神経　危険を感じた体が心拍数や呼吸数、血圧、代謝率、そして筋肉への血流を上昇させるためのホルモンや化学物質を分泌し、自己防衛または逃走を準備する、闘争・逃走反応をつかさどる神経。(69)

後成遺伝学　遺伝子を有効または無効にする、DNAに施される外的な変更についての研究。(67)

コーシャ koshas　魂の光を覆う、粗野なものから微細なものへの意識の各層または各鞘。(29)

サーダナー sadhana　一定期間たゆまずおこなう練習。精神的鍛錬。(110)

祭壇　供え物や祈り、決意などを捧げる神聖な場所。(79)

サウミヤ saumya　活動における穏やかさ。真珠のような、月のような性質。純粋、平穏、平和といった性質を呼びおこすこと。(160)

サウンドバス　楽器や声を使って、参加者をサウンドの波で包みこみ浸すようにして、瞑想的なリラックスをもたらすヒーリング方法。(70)

サンカルパ sankalpa　自らの、最も高い次元の真実につながるための心からの決意を認識し、それに徹すること。(10)

自己への問いかけ　自分の奥底にある考えや内側への気づきに注意を向ける作業。(9)

事前練習　深いリラックスへの準備練習、またはヨガニドラ状態へ導くテクニック。(10)

シッディ siddhis　ヨガの練習から得られる超常的な能力。ヨガの道における障害物とも言われる。(31)

社会的地位　人種、宗教、年齢、体格、性的指向、社会的階級などに関するさまざまな体験の交差を表す。社会におけるおもな行政機関や組織の働きを理解し、そういった機関や組織に問い合わせることができるかにも社会的地位が影響する。(78)

シャクティ shakti　大いなる母または神の女性的な力。宇宙の波動。(54)

主夫／主婦　出家や隠遁生活ではなく、社会生活を送りながら精神世界を探求する一般人。家庭や家族、または仕事をよい状態に保つことを一番の関心事項としている。(9)

人種に起因するストレスやトラウマ　人種差別に遭ったあとに感じる場合がある、心の痛みに起因する損傷。(61)

心的外傷後ストレス障害（PTSD）　衝撃的な出来事を体験または目撃した者に起こりうる精神疾患。(23)

スムリティ smirti　保持と記憶の力。(54)

生体自己制御　自己制御を目的とした体の自律神経の電子的モニタリング。(24)

祖先　自分の先祖すべて。地球が祖先と考える人もいる。(61)

ソマ soma　献身や喜びの蜜。(166)

タパス tapas　鍛錬、熱。練習の摩擦から生じる熱であり、変革の力を

持つ。(180)

タントラ tantra　エネルギーの動かし方についての学問であり、世界および精神の繁栄のための練習を含む。(24)

デーヴィー・スクタム Devi Suktam　大いなる母と、彼女の宇宙を支える力の数々を称える賛歌。(26)

デーヴィー・マーハートミャ Devi Mahatmya　シャクタ・トラディションの主要な聖典であり、聖典マールカンデーヤ・プラーナのひとつ。(21)

トラウマ trauma　過去のつらい、または抱えきれないような出来事から生じた緊張やストレス、および／または感情的エネルギー。(57)

ニドラ nidra　眠る、または虚空から引きだす（ニは「虚空」、ドラは「引きだす」を意味する）。(4)

ニドラ・シャクティ Nidra Shakti　睡眠の力、または休息の力。(54)

ニャサ nyasa　置く、植えつける、または備えつけること。(135)

ニルヴィカルパ nirvikalpa　ある者の魂と大いなる存在との違いに「考えを持たない」こと。(40)

バイオハッキング　自身の健康や心身状態を最適化するために、生活を少しずつ変えていくこと。(4)

微細体　コーシャ、チャクラ、ヴァユなどで構成される、微細な、またはエネルギーの解剖学的構造。(29)

ビジャマントラ bija mantra（種子真言）チャクラや微細体に影響を与える1音節の音。(10)

ヒマラヤン・トラディション　何千年もの歴史を持つ、パタンジャリのヨーガ・スートラとタントラの智慧に起源を持つ流派。(23)

副交感神経　体の治癒・回復機能であり、休息・消化モードとしても知られる。(69)

プラティヤハーラ pratyahara　感覚をひっこめ、外側から内側へと移行すること。ヨガの第5の支則であり、深いリラックスへの鍵。(20)

プラーナ prana　体と心とを動かす生命力。(20)

プラーナヤーマ pranayama　呼吸のコントロール。生気鞘に意識を向け

る練習であり、ヨガにおける4つ目の支則。プラーナの制限であり、プラーナの拡張でもある。(10)

フリーライティング(自由に書きだす) 書きだすことで体験を消化しようとする行為。構文や文法、誤字脱字について気にせず、できるだけすばやく書きとめる。そうすることで理解を深め、記憶力と維持力(スムリティ)を高める。(54)

フリダヤ hridaya 神聖な胸のエネルギーセンターであり、流派によっては意識の居場所と言われる場所。(49)

マウナ mauna 静寂の練習。(141)

マタジ Mataji(通称「母なる師」) スワミ・ラーマに「眠らない眠り」を教えた賢人。(25)

マルマ・ポイント marma points アーユルヴェーダにおける、体と心、意識を治癒するためのエネルギーの通り道。中国伝統医学のツボのようなもの。(132)

マントラ mantra 思考を導き、保護する音。また微細体レベルで変化を起こす音。(10)

ムドラ mudra(印相) 体のエネルギーの流れを方向づける、手でとるジェスチャーまたは体の姿勢(マハムドラなど)。(87)

ヨーガ・スートラ Yoga Sutras ヨガの理論や練習についての196のサンスクリット語の格言がまとめられた書で、聖賢パタンジャリによって編纂された。(20)

リシ、リシカ rishis, rishikas 古代のヨガの聖賢たち。(5)

リストラティブヨガ 複数のプロップで体を支え、リラックスした落ちつく姿勢を長時間取るヨガの一種。ヨガニドラの巣で取ることができるリストラティブなポーズもあるが、リストラティブヨガはヨガニドラと同意ではない。(64)

リラックス反応 1975年にハーバート・ベンソン医師が体の休息・消化モードを説明するためにつくりだした用語。(69)

リワイルディング(再野生化) 自然につながりながら自分を野生の状態に戻そうという、生活における包括的アプローチ。(11)

注記

はじめに ヨガニドラ：テクニックを超えて

1. CNRS, “A new discovery: How our memories stabilize while we sleep,”ScienceDaily, 2019年10月18日, www.sciencedaily.com/releases/2019/10/191018125514.htm.
2. ロッド・ストライカーの講義からのメモ。2017年5月
3. Sri Aurobindo, *The Life Devine*, p. 1065.

1　ヨガニドラの秘密

1. 私のお気入りのヨガの定義は、スワミ・ヴェーダ・バラティの「ヨガはサマーディである」。詳しくは https://www.parmarth.org/yoga/yoga-definition/を参照。
2. Swami Veda Bharati, *Yoga Sutras of Patanjali*, Volume 2, p. 468.
3. Swami Veda Bharati, *Yoga Sutras of Patanjali*, Volume 2, p. 468.
4. BirchおよびHargreaves, “Yoganidrā.”
5. BirchおよびHargreaves, “Yoganidrā.”
6. Uma Dinsmore-Tuli, *Yoni Shakti*, 位置No.1137/17420, Kindle.
7. Swami Veda Bharati, *My Experiments with Yoga Nidra*, 位置No.114/316, Kindle.
8. Swami Rama, *Living with the Himalayan Masters*〔邦訳書：『ヒマラヤ聖者とともに 偉大な霊性の師と過ごした日々』スワミ・ラーマ著、伍原 みかる訳、ヒカルランド〕, 位置No.1115／4462, 原文版Kindle.
9. **マールカンデーヤ・プラーナ**のひとつである『デーヴィー・マーハートミャ』は、紀元前2世紀から7世紀頃に書かれたと考えられている。Sri Ravi Shankar, “Significance of Devi Stotra,” The Art of Living（ウェブサイト）, 2016年10月7日投稿, https://www.artofliving.org/wisdom/wssst/significance-of-devi-stotra.

10. Karline McLain, *India's Immortal Comic Books: Gods, Kings, and Other Heroes* (Bloomington: Indiana University Press, 2009), p. 91.
11. BirchおよびHargreaves, "Yoganidrā."
12. ニール・ドグラース・タイソンのマスタークラス "Teaches Scientific Thinking and Communication" からのメモ。

2 異なる意識状態をまたぐ旅

1. EldaおよびIrving Hartley, *Biofeedback*, Elmer Greenによる提供。
2. Green, "Biofeedback and Yoga" https://journals.sfu.ca/seemj/index.php/seemj/article/viewtfile/265/228.
3. Green, "Biofeedback and Yoga".
4. Gay LuceおよびEbik Peper, "Mind Over Body, Mind Over Mind," *New York Times*, 1971年9月12日, https://www.nytimes.com/1971/09/12/archives/mind-over-body-mind-over-mind-such-is-the-twin-promise-of. html.
5. Ned Herrmann, "What is the function of the various brainwaves?" Scientific American (ウェブサイト), 1997年12月22日, https://www.scientific american.com/article/what-is-the-function-of-t-1997-12-22/.
6. Priyanka A. Abhang, Bharti W. Gawali, Suresh C. Mehrotra, *Introduction to EEG- and Speech-Based Emotion Recognition*の "Technical Aspects of Brain Rhythms and Speech Parameters," (London: Elsevier, 2016), pp. 51–79, https://www.sciencedirect.com/science/article/pii/B9780128044902000038.
7. Walker, *Why We Sleep* ［邦訳書：『睡眠こそ最強の解説策である』、マシュー・ウォーカー著、桜田直美訳、SBクリエイティブ］, p. 44, 原文版Kindle.
8. Eric Suni, "Stages of Sleep," Sleep Foundation (ウェブサイト), 2020年8月14日, https://www.sleepfoundation.org/articles/stages-of-sleep.
9. Robert Nilsson, "Pictures of the Brain's Activity during Yoga Nidra," HAA International Retreat Center at the Scandinavian Yoga and

Meditation School. https://www.yogameditation.com/reading-room/pictures-of-the-brains-activity-during-yoga-nidra/.

10. 4つの状態の翻訳について、Swami Rama, *OM the Eternal Witness*, 位置No.1695–97, Kindleを参照。
11. Swami Lakshmanjoo, *Kashmir Shaivism: The Secret Supreme* (セルフパブリッシング, Universal Shaiva Fellowship, 2015), 位置No.2868/4824, Kindle.
12. Sri Ramananand, *Tripura Rahasya: The Secret of the Supreme Goddess* (Bloomington, IN: World Wisdom, 2002), p. 59, Kindle.
13. Swami Rama, *OM the Eternal Witness*, 位置No.1695-97, Kindle.
14. Stephen Parker, Swami Veda Bharati, Manuel Fernandez, “Defining Yoga-Nidra: Traditional Accounts, Physiological Research, and Future Directions,”*International Journal of Yoga Therapy 23*, no. 1 (2013年9月): https://pubmed.ncbi.nlm.nih.gov/24016819/.
15. Paul BruntonおよびMunagala Venkataramiah, *Conscious Immortality: Conversations with Sri Ramanasramam* (Tiruvannamalai, India: Sri Ramanasramam, 1984), 位置No.1891/3534, Kindle.
16. カリフォルニア州グラスバレーにあるBlue Sage Ayurvedaのアーユルヴェーダの師より。
17. Swami Lakshmanjoo, *The Manual for Self-Realization: 112 Meditations of the Vijnana Bhairava Tantra* (セルフパブリッシング, Universal Shaiva Fellowship, 2015), 位置No.8474-79, Kindle.
18. Walker, *Why We Sleep*, p. 232, 原文版Kindle.
19. 著者への個人連絡、Eメールメッセージ。2020年5月6日
20. Swami Lakshmanjoo, *Kashmir Shaivism*, 位置No.2893/4824, Kindle.
21. Swami Veda Bharati, *Yoga Sutras of Patanjali*, Volume 2, p. 638
22. Swami Lakshmanjoo, *Kashmir Shaivism*, 位置No.1183/4824, Kindle.
23. Dinsmore-Tuli, *Yoni Shakti*, 位置No.5150/17420, Kindle.
24. Cassandra Vieten他, “Future Directions in Meditation Research: Recommendations for Expanding the Field of Contemplative Science.”

PLoS ONE 13, no. 11 (2018): e0205740. https://doi.org/10.1371/journal. pone.0205740.

25. Swami Veda Bharati, *Meditation: The Art and Science* (Los Angeles: SCB Distributors, 2008), p. 130, Kindle.
26. Swami Veda Bharati, *Yoga Sutras of Patanjali*, Volume 2, p. 752.
27. 著者への個人連絡、Eメールメッセージ。2020年2月17日

3　リラックスするという意味

1. La Barre, *Issues in Your Tissues*, p. 110, Kindle.
2. Stankovic, “Transforming Trauma,” 23–37.
3. 著者への個人連絡、通話、Eメールメッセージ。2020年2月17日
4. Daniel Foor, “Rituals and Boundaries” (クラス講義のノート。2020年4月12日)
5. オクタヴィア・ラヒームへの個人連絡、著者へのEメールメッセージ。2019年12月26日
6. Costa, YetterおよびDeSomer, “Intergenerational Transmission of Paternal Trauma,” 11215–20.
7. Benson, *The Relaxation Response*, p. 7, Kindle.
8. Benson, *The Relaxation Response*, p. 10, Kindle.
9. ジョン・ボスラーへの個人連絡、著者へのEメールメッセージ。2020年7月7日
10. この練習法はロサンゼルスを拠点とするヨガ講師ジュリアン・ウォーカー、それからスワミ・ヴェーダ・バラティから学びました。これはその二人の教えを合わせたものです。
11. スワミ・ヴェーダ・バラティから発想を得て。

4　主夫／主婦のための練習フロー

1. Groden, “How Many Americans Sleep with Their Smartphones,” *Fortune*.
2. Easwaran, *Upanishads*, second ed., p. 6.
3. Devi, *Secret Power of Yoga*, p. 279, Kindle.

4. Northrup, *Do Less*, p. 155.
5. Tigunait, *The Practice of the Yoga Sutra*, p. 174.

5　ヨガニドラをおこなう準備

1. ウマ・ディンズモア－トゥーリへの個人連絡、著者へのEメールメッセージ。2020年2月5日

6　練習I: 大地とつながり安定する

1. Frawley, *Inner Tantric Yoga*, p. 99.
2. Frawley, *Yoga and Ayurveda*, 位置No.2356/3223, Kindle.

7　練習II: AUMの波

1. Swami Veda Bharati, *Yoga Sutras of Patanjali*, Volume 2, p. 762.
2. ドゥヴァダシャンタは伝統的に両手、両足、背骨の底部、そして頭頂から指12本分離れた場所と教えられていました。
3. スワミ・ヴェーダ・バラティから発想を得た練習法。2018年8月12日
4. 鼻は、チャクラの考えかたにおいて小宇宙、そしてシュスムナとつながっていると考えられており、鼻先は背骨の底部とつながりがあり、鼻筋は第三の目と関係があると言われています。LadおよびDurve, *Marma Points of Ayurveda*, p. 100 を参照。

8　練習III：深くリラックスし、魂を目覚めさせる

1. Michael Grady, “A Practice of 61-Points to Sharpen Concentration,” Yoga International, https://yogainternational.com/article/view/a-practice-of-61-points-to-sharpen-concentration.
2. Swami Veda Bharati, *Yoga Sutras of Patanjali*, Volume 2, p. 763.
3. パンデミックのあいだ対面でのトレーニングができなかった頃に使っていた動画。生徒たちはとても気に入り、この星空の下で奥深い体験をしました。https://www.youtube.com/watch?time_continue=

1&v=1-YOlGoKxeM&feature=emb_title&ab_channel=4KUltraHD Video.

9　練習Ⅳ：内なる智慧の光

1. Frawley, Ranade, およびLele, *Ayurveda and Marma Therapy*, 位置No.1973/2939, Kindle.
2. Maheshkumar Kuppusamy, Dilara Kamaldeen, Ravishankar Pitani, およびJulius Amaldas, “Immediate Effects of Bhramari Pranayama on Resting Cardiovascular Parameters in Healthy Adolescents,”*Journal of Clinical and Diagnostic Research* 10, no. 5 (2016): CC17–19. doi:10.7860/JCDR/2016/19202.7894.
3. Swami Lokeswarananda, *Chandogya Upanishad* (Roseville, MN: Ramakrishna Mission Institute of Culture, 2017), 第8.1.2節.

11　練習Ⅵ: 虚空へ

1. Easwaran, *Upanishads*, Book 1, p. 340. によるマハーヴァーキャの定義。

まとめ　自由への真の秘密

1. テキサス州オースティンでのゲイリー・クラフトソウのプレゼンテーション。2019年12月
2. Joe Dispenza, “The Habit of Your New Self,” Dr. Joe Dispenza (ブログ), 2018年3月30日, https://blog.drjoedispenza.com/blog/change/the-habit-of-your-new-self.
3. Tigunait, *Shiva Sutra*, p. 3.
4. プラティヤハーラのこと。自分を見つめる、そして自分を見ている自分に気づくという二叉の意識状態へ入る。

付録

1. Tantroktam Rātrisūktam: Praise of the Goddess Night, http://www.

babachants.com/TantroktamRatrisuktamtfull.pdf.

2. Swami Tejomayanandana, *Divinising the Mind*, p. 5; Swami Veda Bharati, *Shiva Sankalpa Sukta*, p. 4 を参照。
3. Frawley, *Yoga and Ayurveda*, 位置No.2360/3223, Kindle.
4. Bonnasse, *Yoga Nidra Meditation*, 位置No.1404/2678, Kindle.

推奨資料

女神

Goddess Durgā and Sacred Female Power Laura Amazzone著
Praise of the Goddess: The Devimahatmya and Its Meaning Devadatta Kālī著
Tantric Yoga and the Wisdom Goddesses David Frawley著
『デーヴィー・マーハートミャ』の*Tantroktam Rātrisūktam: Praise of the Goddess Night Revealed in the Tantra*

ヨーガ・スートラ

Living the Sutras: A Guide to Yoga Wisdom beyond the Mat Amy Pearce-HaydenおよびKelly DiNardo著
The Practice of the Yoga Sutra Pandit Rajmani著
The Secret Power of the Yoga: A Woman's Guide to the Heart and Spirit of the Yoga Sutras Nischala Joy Devi著
Yoga Sutras of Patanjali: With the Exposition of Vyasa, Volume One Pandit Arya翻訳・解説
Yoga Sutras of Patanjali: With the Exposition of Vyasa, Volume Two Swami Veda Bharati著

ヨガニドラの歴史と闇

Yoni Shakti (Revised Edition) Uma Dinsmore-Tuli著

ヨガニドラの巣の作り方

シャンティ・タコロンテ-ペレス提供のThe Ritual of Restコースwww.yantrawisdom.com/rest

深いリラックスの体勢

Restore and Rebalance: Yoga for Deep Relaxation Judith Hanson Lasater著

異なる意識の状態

OM the Eternal Witness: Secrets of the Mandukya Upanishad） Swami Rama著

リラックス

Accessing the Healing Power of the Vagus Nerve: Self-Help Exercises for Anxiety, Depression, Trauma, and Autism Stanley Rosenberg著

The Relaxation Response Dr. Herbert Benson著

微細体の構造

The Subtle Body: An Encyclopedia of Your Energetic Anatomy Cyndi Dale著

Yoga of the Subtle Body: A Guide to the Physical and Energetic Anatomy of Yoga Tias Little著

人種に起因するトラウマ

Yoli Maya YehによるDecolonization Toolkit www.yogawithyoli.com

My Grandmother's Hands: Racialized Trauma and the Pathway to Mending Our Hearts and Bodies Resmaa Menakem著

Radiant Rest ポッドキャスト ゲイル・パーカー博士とのエピソード*1*

Restorative Yoga for Ethnic and Race-Based Stress and Trauma Dr. Gail Parker著

サンカルパ

Divinising the Mind Swami Tejomayananda著

The Four Desires: Creating a Life of Purpose, Happiness, Prosperity, and Freedom Rod Stryker著

儀式

Women's Wisdom from the Heart of Africa Sobonfu Somé著

睡眠

『睡眠こそ最高の解決策である』マシュー・ウォーカー著、桜田直美訳、SBクリエイティブ

神経科学

『脳は奇跡を起こす』ノーマン・ドイジ著、竹迫仁子訳、講談社インターナショナル

『あなたという習慣を断つ――脳科学が教える新しい自分になる方法』ジョー・ディスペンザ著、東川恭子訳、ナチュラルスピリット

マントラ

Mantra Yoga and Primal Sound: Secret of Seed (Bija) Mantras David Frawley著

Sheela BringiのSacred Sound Lab https://www.sacredsoundlab.com

本質とつながる練習

Vishoka Meditation: The Yoga of Inner Radiance Pandit Rajmani Tigunait著

訳者あとがき

この本に出会ったのは2021年秋。新型コロナウィルス流行の最中に、オーストラリアとつながってオンライン受講していたアーユルヴェーダ講座で仲間の受講生が紹介していた本でした。ヨガやアーユルヴェーダと同じぐらい古くから伝えられてきたと考えられているヨガニドラは、ここ10年ほどで欧米を中心にその効果が再認識され、大学のウェルネスプログラムとして提供されたり、退役軍人のトラウマ治療に使われたり、助産師が学んだりとその利用が欧米で広がっています。日本でもヨガニドラのクラスや講座は少しずつ増えつつありますが、その成り立ちや、脳波やヨガの八支則との関係を詳しく説明する書籍はまだありませんでした。出版社に持ち込むための試訳をするうちに、忙しい現代人向けに書かれたこの本の優しさにすっかり魅了されてしまいました。「あればきっと役立つ本」から「絶対に日本に紹介したい本」へと、本書の存在は私のなかで日に日に大きくなり、ヨガニドラを教えているヨガインストラクターたちに声をかけ、出版を目指したクラウドファンディングに挑戦することになったのです。

玲子さん、結ちゃん、朝子さんの3人のヨガニドラ講師たちが「ヨガニドラの普及のために」とクラウドファンディングの共同発起人を引き受けてくれました。彼女たちとは何度もオンラインミーティングを行い、私が斜めに進みそうなところを何度も軌道修正してもらいました。多くの時間と労力を費やし伴走しくれた発起人メンバーたちに心から感謝します。そして、4人での活動は一生の思い出です。

またこの本の可能性を信じて、クラウドファンディングにご協力してくださった先生方、ヨガインストラクターの皆さま、ヨガもヨガニドラも異世界だったところから応援してくださった友人やそのまたご友人の皆さま、本当にありがとうございます。一人ひとりのあたたかいご支援がなければ、この本の日本での発刊は実現しませんでした。

また、クラウドファンディングの右も左もわからない私をいつもあたたかくサポートしてくださったサウザンブックスの古賀さん、安部さん、本当にありがとうございました。

制作に移ってから、医療や心理学の専門的な知識をもって細かなニュアンスをチェックしてくださった翻訳者Tasia（テイジャ）さん、読みやすさをぐんと引き上げてくださった編集者の鹿児島さんにも心からお礼を申し上げます。

そして陰でサポートし続けてくれた夫、2人の息子、父に感謝します。

最後になりますが、本書の翻訳にあたって参考にした書籍を以下にご紹介します。本書の「推奨資料」の章と共に、皆さまのヨガニドラの探求に少しでも役立てば嬉しいです。

以下、五十音順。

『アイレスト・ヨガ・ニドラ：深いリラクゼーションと癒しのための瞑想の実践』リチャード・ミラー著、フユコ・サワムラ・トヨタ訳、（株）KuLaScip
『おやすみヨガ：音を聞きながら横になるだけ』サントーシマ 香、学研プラス
『魂の科学』スワミ・ヨーゲシヴァラナンダ著、木村 慧心訳、たま出版
『眠りのヨガ――CDかけて、あとは寝るだけ』綿本 彰著、新星出版社

2024年3月某日 中澤 甘菜

［著者］

トレーシー・スタンリー（Tracee Stanley）

トレーシー・スタンリーがヨガニドラの練習法に出会ったのは2001年。この練習法は世界への癒しの薬になるとすぐに考えたトレーシーは、ハリウッドの映画プロデューサーという多忙なキャリアのバランスを取るべく自らの生活にヨガニドラを取りいれはじめた。
トレーシーは、ヒマラヤン・トラディション、タントラ、スリ・ヴィディヤの教えを20年以上研究し練習しつづけてきた、伝統を受けつぐ講師。また主婦、起業家、妻、そして義母として日々課せられる役割を理解し、それらの視点を持ちながら、長い年月のなかでその有効性が証明されてきた練習法の捉え方を共有している。古代の教えを簡単に理解しやすく伝えるトレーシーのやり方は世界中の何千人もの人々に届けられている。深い休息をとり、自らに潜む力と智慧に目覚める。その生まれながらの権利をすべての人が体現できるようトレーシーは教え、共有している。

［訳者］

中澤甘菜（なかざわ・かんな）

大手電機メーカーの社内翻訳者を経て、フリーランスに転身。米国大学留学時代からの趣味であったヨガのインストラクター資格（RYT200）を2013年に取得。その後 Ree Yoga 指導者養成講座修了、アーユルヴェーダ40時間認定を取得。フリーで英日翻訳に従事する傍ら、時折ヨガを教える。訳書に『ヤマ・ニヤマ ヨガの10の教え』、『つかんだバナナを手放せますか？　今よりもっと生きやすくなる10の道しるべ ヤマ・ニヤマ』（以上、ガイアブックス）。

RADIANT REST: Yoga Nidra for Deep Relaxation and Awakened Clarity
by Tracee Stanley

ヨガニドラ

深いリラックスと真の自分へ導くきらめきの休息

2024 年 5 月 15 日　第 1 版第 1 刷発行

著　者　トレーシー・スタンリー
訳　者　中澤甘菜
発行者　古賀一孝
発　行　株式会社サウザンブックス社
〒 151-0053　東京都渋谷区代々木 2 丁目 23-1
http://thousandsofbooks.jp

編集・制作　アーティザンカンパニー株式会社
装　丁　atelier yamaguchi（山口桂子、山口吉郎）
制作協力　猪子玲子、中島 結、八田朝子
翻訳協力　Tasia Skoviak
印刷・製本　シナノ印刷株式会社

Special thanks（以下、五十音順）
Ima Coco Yukiko、Ree yoga room、アールユーシーヨガアカデミー、井上敦子、
木村 匠、田村信之、ティーチャーズ（株）、中場牧子

ISBN978-4-909125-50-7　C2075